自分の歯を守る最新予防メソッド

一生噛める歯 元気な歯

大名歯科 院長
大名 幸一

阿部出版

はじめに　私がみなさまに最もお伝えしたいこと

あなたは、今まで何度も同じような歯の治療をしていませんか？

やり直すたびに、あなたの大切な歯はどんどん削られていませんか？

そして、その絶望的な流れの中であきらめてしまっていませんか？

なぜあなたの歯は、治しても治してもまた悪くなってしまうのでしょう。

それはあなたの責任ですか？

これまでの歯医者の診断や、治療法の常識に問題はなかったですか？

再発しにくい生活習慣の改善サポートなど、受けられたことはありますか？

私が言うのもおかしな話ですが、我々歯医者の仕事の半分以上は以前の治療のやり直しです。

それが日本の歯科医療の現実なのです。最初は小さな詰め物だったのが、次には神経を抜いてかぶせになり、気がついたらその歯の根が悪くなり抜歯。そして、隣の歯を削ってそこに義歯を作る、そうしたら丈夫だった周りの歯までが悪くなり、あげくの果てにその歯も抜歯……。

こうして次々と部分義歯が大きくなり、いずれは総入れ歯。よく目にする典型的な悪い流れ、これがいわゆる『負のスパイラル』です。

正しい診断の下、口全体のことを考え、一つひとつの治療ステップを正確に進め、再発防止対策をしておけば、こんなことにならなかったのではないでしょうか？

私のめざす医療は、あなたの歯を生涯にわたって守り、快適な生活を人生の最期までまっとうしていただくことです。最小の努力で最大の効果を得る。緊急性がない場合は、治療をこちらから急かさない。こんな考えの下に私は歯科医療を提供してきました。

患者さんが本当に求めている医療ではなく、こちら側が急かしたり、押しつけたりした医療は、満足感を得られなかったとき信頼さえ失いかねません。ですから私は、患者さんが希望しないときは、生活に支障さえなければ無理にかぶせたりしません。もちろん、そのまま放置した場合の問題点はきちんと伝えます。

それより大切なことを、まず考えてみましょう。

なぜむし歯になったのか、なぜ小さいむし歯を進行させてしまったのか。

本当に大切なのは、その原点に目を向けることなのです。

真実の歯科医療とは、できてしまったむし歯や歯周病を治療することより、原因を考え、対策を打つことではないでしょうか。これが予防歯科の要であり、患者さんにも強く意識してほしいことなのです。

自然治癒することが少ない歯の治療は、時間をかけて正確な診査診断を行い、患者さんにそれを提示し、相談しながら治療を進めることで良い結果につなげるものだと私は考えています。

本書ではこのような問題点について、今まで正しいと思われていた歯科の常識がいかに、非常識であるかをわかりやすく紐解いていきます。

既存の常識に流されず正しい理解を深めていただきたい、本書がその一助となれば幸いです。

大名幸一

目次

第１章　間違いだらけの歯科医療

3・3・3のむし歯予防はもう古い

日進月歩の歯科界では、常に新しい考え方や治療法が発見されています。こうした流れの中で、これまでの常識が間違っていたと思い知らされることも少なくありません。

その一つとして「むし歯予防」の考え方が挙げられます。

昔、歯科医師なら誰もが言っていた「3・3・3（サンサンサン）運動」。これは、「1日3度の食後3分以内に3分間、歯をみがけばむし歯は防げる」と考えられていたものですが、今は誰も言いません。実は、この方法には科学的根拠がまったくなかったのです。

むし歯はもはや治す時代ではなく、予防する時代といえます。しかし、なぜかすべての歯科医師が正しい予防法を知っているわけではなく、なぜか正しいむし歯予防の知識が国民に伝わっていません。理由はおそらく、かつて「むし歯洪水」だった時代、治療に追われるあまり、疫学調査がさほど行われていなかったからでしょう。

疫学調査とは、病気の原因と思われる食生活や習慣などを設定し、それらが病気を引き起こす可能性を調べる統計的調査のことで、その後の同じ疾病に対して対策を立てやすくしてくれるものです。この調査が、歯科界には不十分だったと私は考えています。

その証拠として挙げられるのが、40代以上の人なら誰もが1度は聞いたことがあるはずの、この「3・3・3運動」なのです。その後、この運動を実行した場合としなかった場合を調査した結果、有意差のないことがわかり、現在、とくに「予防」に力を入れている歯科医師は誰も言わなくなったという経緯があります。

食後3分の歯みがきではむし歯は防げません。むし歯は「食事」によって口の中が酸性になるのが要因でもあり、食後すぐの歯みがきがそれを中和してくれる役目をもった唾液を洗い流し、酸性状態で溶けかかっている歯を歯ブラシで削ることになってしまいます。

通常、食事を始めると2～3分で口の中は酸性に傾きます。食後3分以内の歯みがきとは口内が酸性化する前にみがけば、むし歯を予防できるという発想から生まれたものですが、考えてみてください、食事を3分で終わらせることができますか？　本来の意味の「3・3・3運動」は、食事しながら歯みがきしなければいけないという、実行不可能なことに不可解な予防法なのです。

また、「むし歯がなくなると仕事がなくなってしまう」と思っている歯科医師がいることも、むし歯予防の知識が国民に伝わらない理由の一つかもしれません。確かに、むし歯予防が効果を発揮すると一時的に歯科医師の仕事は減るでしょう。しかし、歯周病やかみ合わせ、審美治療などなど、歯科医療は幅広く、やるべきことはたくさんあるのです。

非常識な歯医者を自負している私は、私自身が実践している効果的、かつ簡単なむし歯予防法で、今日もこれからも「むし歯0」をめざしていきます。

『むし歯は進行する』を信じるな

「むし歯がありますね」と言うと、患者さんはみんなその日に治してもらえるものと思っています。でも、私は「しばらく様子をみましょう」と言うので、「えっ、むし歯があるなら今日治して！　すぐに治して！」と懇願されることもしばしばです。

患者さんにとってはとても不安なことだと思いますが、実は、むし歯は進行がんのように急激に進行するものではないので、急いで治療する必要はありません。

とくに穴のあいていない白濁の初期むし歯に関しては、削って歯を傷つけるほうがもったいないと私は考えています。どうしてかというと、この段階のむし歯なら飲食習慣を改善するだけで十分、健康な歯に戻すことができるからです。それ以外で、穴があいてしまったむし歯は残念ながら元には戻りませんが、これも飲食習慣を変えれば進行は確実に止められます。

山形県のある歯科医師が患者さんの歯を撮影し続けた結果、むし歯の進行が従来考えられていたより、ずっと遅いことがわかったそうです。15年間観察を続けても、まったく進行しないケースもあったといいます。

これまで歯科界では、むし歯はどんどん進行するから、見つけたらすぐに治療しなければならない、と考えられていました。しかし、昨今では安易に削らない歯科医院も増えています。むし歯が進行、悪化してしまうのは治療が遅れたとか、治療をしてもらえなかったからではありません。

むし歯は一方的に悪くなるのではなく、「溶かす」と「治す」のバランスで進行するのです。そのため、治す力のほうが強ければ進行を遅らせることができるということがわかってきました。むし歯はもはや、見つけたらすぐ削って埋めるのではなく、じっくり観察していく時代になってきたのです。

この場合の「治す力」とは、唾液の作用をいいます。食後30分間はむし歯菌が酸を作り出し、「歯が溶ける」時間帯になります。その後、唾液が酸を中和して、「歯を治す」時間が始まるのです。とすると、むし歯が進行するのは治療うんぬんが原因ではなく、むし歯を悪化させる飲食習慣に原因があると考えられます。むし歯の進行を止めるには、まず自分がどんな飲食習慣をもっているかを見直し、改善させることが第一です。

私たちは毎日、食事のたびに歯を溶かし続け、同時に唾液で歯を治し続けているので、このバランスがよい人はむし歯になりませんし、むし歯ができても進行しにくいのです。

そしてこのバランスを崩さないよう、「溶ける時間」を短くし、「治る時間」を長くすることが本当のむし歯予防といえるでしょう。

歯みがきより唾液が重要

「歯みがきしないとむし歯になるよ」は、これまでの歯科界が提唱していた常識です。しかし、どんなに頑張って歯みがきしても、むし歯になる人はあとを絶ちません。ですから、非常識な歯医者である私は、こう言うのです。

「歯みがきしてもむし歯になるよ」

むし歯は、歯と歯の間や歯の溝によくできます。歯ブラシの毛先より細く狭い場所なので、物理的に清掃は困難です。それなのに歯みがきでむし歯予防って、無理だとは思いませんか？　実際、給食後に歯みがきをした子と、しない子を調べた結果、むし歯の数に有意差は出ませんでした。つまり、歯みがきでむし歯予防はできないということなのです。

それよりも大切なこととして、私は唾液の効能を強く訴えてきました。唾液は食べかすなどを洗い流し、糖分で酸性に偏った口の中を中和して歯を守るほか、歯を保護する作用や、溶けた歯の成分を修復する再石灰化作用など、さまざまな役割をもっています。

ですから初期むし歯を自然治癒させ、むし歯予防をより確実なものにしていくには、たくさんの効果をもたらす唾液を活発に働かせることが大切なのです。唾液が少ない状態はドライマウスといわれ、むし歯や歯周病などさまざまな口腔疾患にかかりやすくなることがわかっています。

唾液の分泌量は1日で1～1・5リットルともいわれており、その性質や状態は生活の中で刻々と変化していくものです。みなさんも、唾液がサラサラのときとネバネバのときがあることに気づきませんか。唾液というのは、大きく分けると「安静時唾液」と「刺激時唾液」の二つに区別されています。

食事中に分泌されるのが刺激時唾液です。性質はサラサラで分泌速度も速く、量も多いのが特徴ですが、1日のうちでは短い時間の分泌になります。1日の多くの時間に分泌されているのが安静時唾液で、刺激時唾液と比べて分泌量や粘度（サラサラ、ネバネバの状態）が変わりやすいという性質をもっています。

食事中に出る刺激時唾液は、耳の前にある耳下腺で作られ、上の奥歯の内側あたりから大量に分泌されます。これは食べたものに唾液を混ぜ、飲み込みやすくするためといえます。安静時唾液は舌の下側や顎の下で作られ、下の前歯の内側から分泌されます。ムチンという粘り気成分が多く、分泌速度も遅い特徴がありますが、これは歯や口内の粘膜表面を覆って保湿、保護するためと考えられます。

その性質を変えながら、歯や口内を守っている唾液を効率よく分泌させるため、私は砂糖の入っていないキシリトール100％のガムを推奨し、自らも常に噛み続けています。歯みがきより、唾液を効率よく出すことのほうがむし歯予防につながるのです。

プラークは簡単に取れるか

日本人の成人約80％がかかっているといわれている歯周病。その原因となるのが、歯と歯のすき間や、歯と歯肉の境目にたまるプラークです。プラークは歯垢とも呼ばれますが、実際には細菌とその代謝物（排泄物）が混ざり合ってできた塊で、1gのプラークには1〜3兆個もの細菌がすみ着いています。

本来、歯に付着した細菌は、たいてい唾液で流されるのですが、歯と歯のすき間のように唾液が届きにくい場所に付着すると、そこに留まってどんどん増殖していきます。その表面を唾液由来の糖タンパクであるペリクルが覆うと頑丈なプラークになり、そのまま放置すると数日で石灰化して硬い歯石となり、もはや歯みがきでは除去できなくなってしまいます。

しかし、歯石になる前のプラークの状態なら取りやすいので、毎日丁寧にケアすれば大丈夫ですが、歯ブラシを使っただけの歯みがきでは歯と歯のすき間には届かないので、プラークが残ってしまいます。

そこで、歯科医師や歯科衛生士がすすめるのが、デンタルフロスや歯間ブラシなどで行うプラークコントロールです。この話をすると、よく「歯と歯のすき間が広がってしまう」「歯肉を傷めそう」などと言う人がいますが、これは大きな誤解です。実際、日本にはつまようじ文化があり、正しくない使い方によってすき間が広がってしまった経緯があります。

欧米と異なり、デンタルフロスなどの使用率が日本では非常に低いのも、この誤解によるものでしょう。

たとえ歯並びがきれいな方で、丁寧なブラッシングを心がけているとしても、唯一この歯間だけは歯ブラシでカバーできません。デンタルフロスは歯と歯が接触している部分、たとえばつまようじでも食べかすが取れないような部分の付着物をきれいに清掃できるので、むし歯予防にもなりますし、プラークを除去することで歯周病も予防できる優れものなのです。そのため、よほどのすきっ歯でない限り、１日１回デンタルフロスを使用することをおすすめします。

また、歯間ブラシは、ブリッジや連固冠などで2歯以上つなげている部分や、歯と歯の間、歯と歯肉の間が大きくあいている場合の歯周病対策に効果的です。

正しい使い方や自分に合ったサイズの選び方などは、かかりつけの歯科医師もしくは歯科衛生士に相談するとよいでしょう。

さらに、私が推奨するのがシュガーレスガムをダラダラ噛むことです。ガムを噛むと唾液がどんどん分泌されますので、口の中の雑菌が効率よく流されていきます。雑菌の活動が弱まるとプラークの量も減りますし、質が変化して従来のような粘り気が少なくなり、歯に付着してもはがれやすくなることがわかっています。シュガーレスでキシリトール入りのガムにすれば、むし歯と歯周病両方の予防にもつながるので、おすすめです。

ストレスで起こる歯科疾患

歯科疾患の中には、むし歯や歯周病のように食事やブラッシングの不備といった口腔衛生にかかわるものとは別に、心の問題がきっかけとなるものがあります。心の問題、つまりストレスが大きな要因となって引き起こされる歯科疾患があることが歯科界ではよく知られています。しばしばみられるのが、歯の摩耗や知覚過敏といった歯への傷害。そして、顎関節症や開口障害など顎関節への障害、また口内炎や頭痛、めまい、肩こり、歯周病の悪化もストレスとの関連があります。

「心の問題」がなぜ、歯や口の中の疾患にかかわるのかとお思いでしょう？

人はストレスを感じるとそれが脳に伝わり、体が反応するようになっているのです。たとえば、不安感や強いストレスにさらされている人は、それに耐えようとするあまり顎に力が入り、無意識のうちに歯を食いしばったり、睡眠中に歯ぎしりをしたりします。

このかみしめや食いしばりは、顎や歯に大きな負担をかけるのです。かみしめの多くは無意識ですから、仕事や勉強に集中しているときや寝ているときなどに、ギリギリ歯をこすり合わせているということがほとんどです。歯と歯が常に接触している状態なので、歯が必要以上にこすれて表面が摩耗し、エナメル質に目では見えないヒビが入るほか、根元が欠けることもあります。すると冷たいものや熱いもの、甘い、酸っぱいなどの刺激が象牙質から直接、神経に伝わり、痛みを感じる知覚過敏を起こすのです。

また、精神的な抑圧で痛みに過敏になることもあるので、ストレスを取り、かみしめ癖を改善すると知覚過敏の症状も落ち着くというケースはよくみられます。

さらに食いしばりで強い力がかかることによって歯が欠け、折れる場合もありますし、顎の関節が動かしにくくなり、食事のときに痛むなどの症状がみられる顎関節症を起こす人もいます。顎関節症は若い世代に増えており、ストレス社会の功罪と考えられます。

ストレスを抱えていると日常の細かいことに気が回らなくなって、口の中のケアがおろそかになります。すると体全体の機能にも変調が起こり、免疫力や抵抗力が低下しますし、口の中が乾燥しがちになるので唾液での浄化力が落ち、もともと口の中にいる常在菌が増えやすくなります。これが口内炎の原因になり、歯周病の悪化につながるのです。

知覚過敏や顎関節症、たびたび口内炎を起こすなどの症状に自覚がある人は、まず何がストレス源になっているかをよく考えて、ストレスの緩和や解消を心がけるとよいでしょう。

自覚のない人も、１度頬の内側や舌の縁を見て、歯型の凸凹がついていたらかみしめを行っている可能性がありますので、ストレス緩和とかみしめ予防に気を配ってください。

『歯並びやかみ合わせが悪いと顎関節症になる』はウソ

口を開けるとき、顎の関節に痛みを感じたり、口を開きにくくなったりする症状がみられる人は顎関節症かもしれません。悪化すると口が開けなくなり、常に顎に痛みを感じ、ものを噛むと痛みが起こるので食事がしづらくなるなど、日常生活に支障をきたすようになる疾患です。

この疾患の原因として、たまに耳にするのが「歯並びの悪さ」ですが、これは誤解です。歯並びが悪いから顎関節症になるのではありません。なぜなら、歯並びやかみ合わせを治しても、顎関節症が治らないケースも少なくないからです。

歯並びが顎関節症に直接影響するのであれば、顎関節症の人は全員、歯並びやかみ合わせが悪いことになりますし、逆に歯並びのいい人は顎関節症にならないということになってしまいます。

もちろん、かみ合わせを治療したあと、顎関節症が改善するケースもあります。しかし、それは要因の一つにかみ合わせの悪さがあったというだけです。これらは私の勝手な意見ではなく、ほかの著名な歯科医師からもよく聞かれることです。

そもそも、なぜ顎関節症の原因がかみ合わせにあるといわれ始めたのでしょう。実は80年ほど前にある著名な歯科医師が発表したことが話題となって広がり、そのまま現在まで根拠のない常識が蔓延してきたのです。

今となっては、きちんと勉強してきた歯科医師なら、歯並びやかみ合わせと顎関節症に明確な関連性のないことはわかっています。しかし、まだ古い常識にとらわれている歯科医師も少なからずいるようです。

顎関節症は、一つの原因だけで起こる症状ではなく、生活習慣や精神的な要素も含め、複数の因子が重なって出てくる疾患といえます。その因子の一つとして考えられるのがかみしめや食いしばり、歯ぎしりなどです。これらの癖がある人は、歯や顎に負担をかけやすく、顎関節症などの症状も起こしやすいといえます。

私のもとにも顎関節症の患者さんが尋ねて来られます。なかには、歯並びを治せば顎関節症が治ると勘違いしている方もいますが、きちんと診察し、説明して適切な治療を施すことで、だんだんと改善していきます。顎関節症にかかる人の多くは、やはりかみしめや食いしばりの癖が目立ちますので、マウスピースを用いて顎への負担を取り除き、ストレッチで顎関節の可動域を広げます。

たったこれだけのことで、早いと2週間後にはかなり楽に口を開けられるようになるのです。無理に歯を削り、矯正器具を装着する必要はありません。顎関節症は歯並びよりかみしめ癖を治すことのほうが、より効果的に改善できるのです。

治療のレジン充填には要注意

むし歯治療において、比較的小さなむし歯なら削った穴をプラスチック樹脂のコンポジットレジンで埋める「レジン充填」という治療法があります。これは昨今、非常にポピュラーな治療法となっており、保険適応なので患者さんにとっては喜ばしいことといえます。しかし、欠点を考えると安易に受けてはいけないケースもありますので、十分に注意をしましょう。

レジン充填のメリットは、むし歯の穴に直接、注入して形を整えることができるため、1回で治療が終わり、何度も通院する必要がないことです。また歯の色に近い白い色をしているので、自然な見た目に仕上がる、かぶせ物と違って歯を削る量も少なくてすむ、樹脂ですので金属アレルギーの方にも使用できるなどもメリットとして挙げられます。

しかし、レジンは硬化させるとき収縮するため、大きなむし歯の穴を詰めるとすき間ができることがあります。強度もさほど強くないので奥歯を埋めた場合、噛む力に負けて、欠けたり割れたりすることがあります。もちろん食いしばりやかみしめなどの癖があると、欠けるリスクも高くなります。隣の歯につかないように詰める技術も必要ですし、いずれも歯科医師の手技が仕上がりの良し悪しにかかわってくるのです。

さらに知覚過敏の対策としても、レジン充填の治療が行われます。知覚過敏は歯周病のほか、かみしめや食いしばりなどでも起こります。強い力で歯に負担をかけ続けると、表面のエナメル質に細かいヒビが入り、やがてポロポロはがれ落ちていきます。それを歯ブラシでゴシゴシみがくと、さらにエナメル質が削れ、歯の根元がくさび状に欠けてしまう「くさび状欠損」になることがあるのです。

歯の根元が欠けると、エナメル質より軟らかく酸に弱い象牙質がむき出しになるので、冷たいものや熱いもの、酸っぱいものなどがしみて痛みを感じる知覚過敏を起こしやすくなります。また、汚れもたまりやすく、むし歯のリスクも高まります。

そんな痛みを抑えるために行われるのが、レジン充填ですが、歯の根元は複雑な形状をしているため、高度な手技が必要ですし、研磨も困難です。上手に接着しないとすぐにはがれてしまうので、歯科医師の腕によるともいえます。

また、この方法は一時的には知覚過敏が軽減しますが、根本的な治療ではなく症状軽減のために行われるものなので個人差があり、ほとんど変わらないという患者さんもいます。

逆に知覚過敏になるもともとの要因を改善せずにレジン充填を行った場合、力が入ることに変わりはないので短期間ではがれますし、詰め方が悪いと歯肉の腫脹や退縮、むし歯のリスクが上がることもあり、十分な注意が必要です。

まずは歯と歯を離すことを心がけ、マウスピースなどでかみしめや食いしばりの癖を治すことから始めるのが先決でしょう。

歯を失う三大疾患のセルフチェックの基本

放置すると歯を失うだけでなく、全身の健康にもかかわるむし歯や歯周病は、悪化させないこと、それにはまず予防、そして初期の段階で進行を抑えることが大切です。早めに気づくには、自分で口の中の状態を確認するセルフチェックを行う必要があります。毎日チェックし、自己診断ができるようになれば、その後の対処もスムーズに行えるはずです。

むし歯のセルフチェック

むし歯は、まず歯をよく観察します。そして、歯のどこかに色が黒っぽい、茶色、オレンジ色、白濁しているような部分があった場合、むし歯ができている可能性が高いといえます。また、穴があいている、冷たいものがしみるなどの症状もむし歯にみられるものですので、その場合は1度歯科を受診して確認してもらうようにしましょう。

歯周病のセルフチェック

歯周病は、歯肉の観察から始めます。健康な歯肉は張りがあり、ピンク色をしています。しかし、歯肉が赤っぽい、歯肉が膨れたり腫れたりしている、出血がある、歯肉がむずがゆくなる、歯がぐらぐらゆれるなどの症状がみられると、歯周病が進んでいる可能性が高いといえます。歯肉が赤っぽくなるのはすでに歯肉炎が始まっていますし、歯みがきなどで出血するのは進行している証拠です。歯がゆれると歯肉や歯の根が破壊されつつあるということなので、一刻も早い治療が必要になります。

咬合病のセルフチェック

咬合病は昨今、注目されている疾患で、ＴＣＨ（歯列接触癖）を原因として、知覚過敏や歯周病、頭痛、めまいなどの諸症状を引き起こすというものです。ＴＣＨはストレスがきっかけとなって引き起こされることが多いので、まずＴＣＨがないか観察し、さらに自分の状態をよく理解してストレス源を探ることも大切です。

鏡で歯の状態をよく見て、歯の根がくさび状に欠けていないか、頬の内側や舌の縁に歯型がついていないかをチェックし、顎がたまに痛む、歯がすり減っている、知覚過敏が気になるなどの症状がみられたら、ＴＣＨの可能性があると考えましょう。

いずれの症状も、まずは自分で確認しましょう。できれば自覚症状が出ないうちに毎日しっかりチェックして異変に気づいたらすぐに受診することで悪化、進行を防げます。また、定期検診を受けてプロの目で診てもらい、必要があればセルフケアの指導をしてもらうこと、そして定期的なクリーニングなどで口の健康を維持することも忘れないでください。

コラム① 歯みがきはなんのため

「歯みがきしてもむし歯になるよ！」これは私が以前から訴えている歯科の新常識です。なぜなら、一生懸命に歯みがきしてもむし歯になる人はあとを絶ちません。これは歯みがきとむし歯の原因に大きな関連がないためといえます。歯みがきをしても、唾液の少ない人は自浄作用がうまくいかないのでむし歯菌は増殖します。そもそも歯ブラシが届きにくい部分もあるので、歯みがきで完全に予防できると思っている人は、やはりむし歯のリスクが上がるのです。

もちろん歯みがきにも役割があります。それは細菌の集まりである歯垢の除去と、歯肉マッサージです。歯垢の除去はむし歯予防よりも歯周病予防にもすすめられますが、歯肉マッサージは思った以上に効果があるものです。とくに辺縁歯肉（歯と接触する歯肉、歯と歯肉の境目）を歯ブラシでマッサージすると、血行促進になり、局所的に抵抗力がつきます。直接、細菌を減らすというより、抵抗力や免疫力を上げることで細菌の働きを抑え、それが歯周病予防につながるのです。この場合、力を入れてゴシゴシするのは避けましょう。歯ブラシがすぐダメになるほど力を入れて歯みがきをする人がいますが、これはよくありません。適圧で軽く歯肉をマッサージするつもりでみがくことが最も効果的です。

第2章　むし歯予防

歯の病気〝むし歯〟は治癒できない？

むし歯は細菌と酸に冒される感染症

食事をしていて、冷たいものがしみたり、歯が急に痛み出したりしたとき、最初に疑われるのがむし歯です。むし歯とは、ばい菌が直接、歯を冒していく病気と思われがちですが、これは少し違います。

むし歯はまず、糖分を好む無数の細菌による感染症です。口の中にはもともと、３００～７００種類もの細菌が存在しているといわれています。この中のいくつかがむし歯を引き起こす菌で、代表的なのがミュータンス菌と呼ばれる細菌でしょう。これらは歯のない赤ちゃんの口には存在しません。

しかしなぜ、いつの間にか口の中にすみ着いてしまうのかというと、１００％大人からの感染なのです。大人が使ったスプーンやお箸でものを食べさせる、キスをする、食べかけたものを与えるなど、唾液によってむし歯菌は簡単に感染します。今は多くの人がこのことを知っていますので、こういう行為は嫌われがちですが、昭和の時代などは大人が口で噛んで軟らかくしたものを食べさせるようなことも行われていました。知識がないというのはつくづく恐ろしいことです。

ミュータンス菌は糖分が大好きなので、砂糖などが入ってくると活発に動き出して分解を始めます。そしてネバネバとした物質を作って歯の表面に張りつき、そこに細菌たちがくっついてプラークを生成するのです。さらに、プラーク内でミュータンス菌が糖分を取り込み、「酸」を作り出します。

この酸は、歯の表面を構成しているカルシウムやリン酸などのミネラル分を溶かし、エナメル質を浸食していきます。これは脱灰《だっかい》と呼ばれる現象で、一カ所穴があくとそこから徐々に奥に進み、象牙質から神経、やがて歯根まで冒されていくのです。

つまり、むし歯はむし歯菌が歯を冒すのではなく、酸が歯を溶かしていく病気といえます。

口の中は通常、弱酸性の状態ですが、食事をすると糖分をエサにするむし歯菌によって酸性に傾いてしまいます。そして、歯のエナメル質の弱い部分に穴をあけ、奥へ奥へと侵攻していくわけです。ミュータンス菌は１度感染すると、完全に除去することはできないといわれています。しかしその数を減らすことはできますし、食後の口の中を早く酸性化から元に戻す工夫もできます。

むし歯のことをしっかり理解し、日常的に回避するコツを覚えて実践すれば、何も怖くありません。むし歯はもはや治療する時代ではなく、自己防衛する時代なのです。

食べものがむし歯になるまで

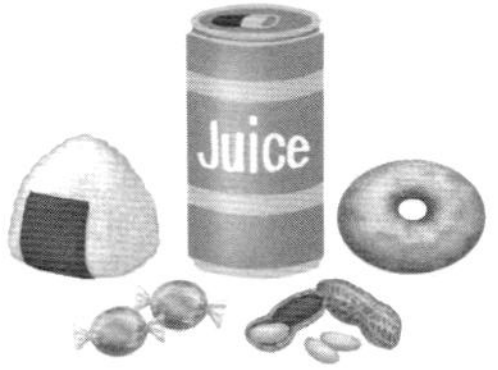

① 食べものを摂取する。

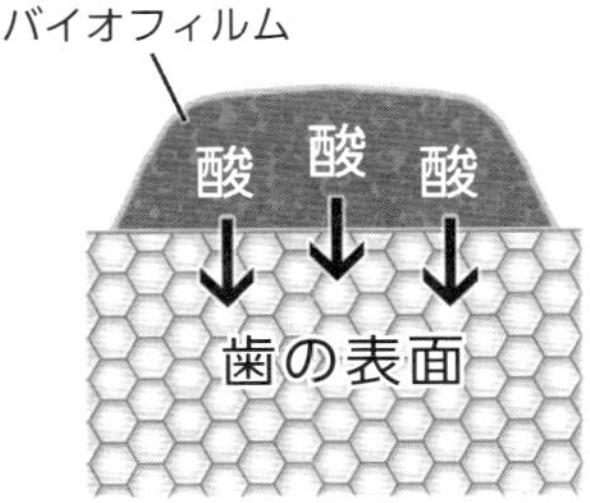

② 歯の表面にバイオフィルムが形成され、糖分をエサに酸を生産。

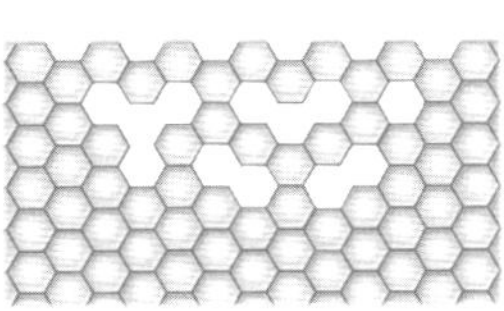

③ 酸によって歯のミネラルが溶け出し、初期のむし歯ができる。ここまでは飲食習慣の改善で、自力で自然治癒が可能。

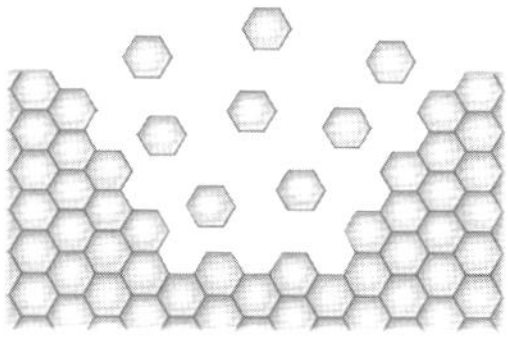

④ 酸による脱灰がさらに進むと…

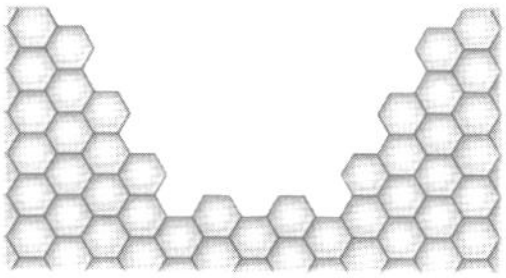

⑤ 歯に穴があいてしまい、自然には元に戻らない。

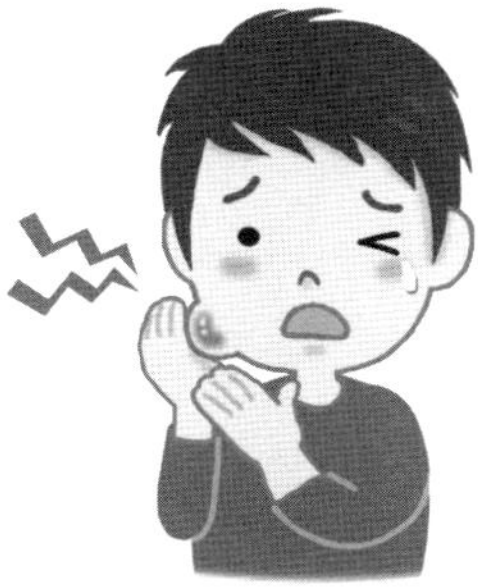

⑥ 歯の中の神経や歯根の先までむし歯の感染が進むと顔が腫れ、痛くて夜も眠れなくなる。

初期には気づかないむし歯の進行

むし歯は静かに歯を溶かしながら進行していくので、初期にはまったく気づきません。最初のうち、表面のエナメル質を構成するカルシウムなどの成分を酸が分解し始めますが、このときの強い味方が唾液です。唾液には酸を中和する作用があるので、表面が少し分解されても、どんどん分泌される唾液によって正常な状態に戻されていきます。

それでも絶え間なく酸が作られて唾液の働きが間に合わなくなると、エナメル質が溶かされてしまいます。エナメル質には神経が通っていませんので、この部分が冒されても痛くも痒くもありません。このときよく見ると、表面が白濁していたりするのですが、ほかにはなんの自覚症状もないので、一般的には見逃しがちになるのです。この段階なら、再石灰化という唾液の作用で、溶かされかかったエナメル質は健康な状態に戻せます。この段階を脱灰(初期むし歯)といい進行ステージは「CO」で表されます。

本来はこの酸による分解、唾液による中和で歯は冒されたり、治ったりしているのですが、酸性の状態が長く続くともう再石灰化もできないほど溶けてしまいます。これはエナメル質のみのむし歯でステージ「C1」というものです。この段階になるともはや自分の力では治せませんので、治療が必要になります。歯は1度穴があくと治癒できず、歯科医院で冒された部分を削り、殺菌して樹脂などで埋めることになります。

エナメル質の浸食からさらに進むと、象牙質が溶かされていきます。ここでようやく、食片が入り込んだときに痛み、冷たいものがしみるなどの自覚症状が表れます。象牙質の表層には神経は通っていませんが、その奥に神経や血管が通っている歯髄があるので、象牙質から刺激が伝わって痛みが起こるのです。これはステージ「Ｃ２」で「象牙質う蝕」と呼ばれます。むし歯はこの中期まで、ほとんど気づかれず進行していきます。

何も対処しなければむし歯はさらに進み、やがて神経のある歯髄に届いてしまいます。ここまで進むと、何もしなくても痛み出して安眠できなくなったり、温かいものを口にしたときやものを噛んだときに痛みが増したりする特徴的な症状が出ます。これはステージ「Ｃ３」の歯髄炎で、痛みが広がるためどの歯が痛むのかピンポイントでわからなくなることもあります。歯髄まで冒されているので、神経を抜いて治療するか、神経が死んでしまうまで我慢するしかありません。あとはかぶせ物で歯全体を覆う処置が行われます。

むし歯はステージ「Ｃ４」が最終段階で、神経が破壊され、歯の頭の部分も完全に崩壊した状態になります。歯の根だけが残った状態であり、これを「残根」状態といいます。さらに根の中の傷んで腐ったものが根の先まで波及するとこれを「根尖《こんせん》性歯周炎」といい、症状も痛みを感じなくなる慢性期と激痛に苦しむ急性期に分かれます。内部が腐敗しているので感染症を引き起こすこともあり、その場合は排膿や除菌などの根管治療、または歯を抜くこともあります。

歯の断面

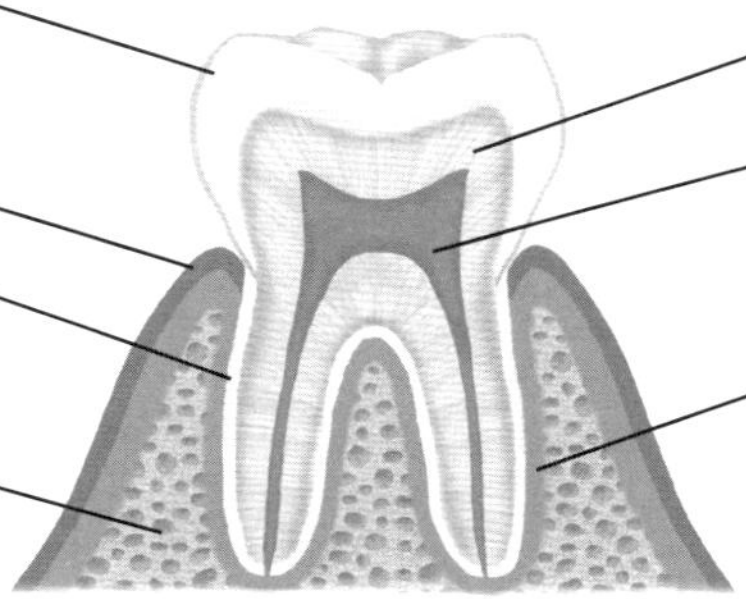

エナメル質：歯だけでなく、体の中で最も硬い組織
象牙質　　：歯の主体となる部分。歯の頭はエナメル質で覆われ、根っこの部分はセメント質で覆われている
セメント質：歯の根っこを覆い、加齢とともに厚くなる
歯髄　　　：一般的には歯の神経と呼ばれ、神経と血管が入っており痛みを感じ取る
歯槽骨　　：歯を支える骨
歯肉　　　：歯ぐき。歯槽骨を覆う大切なバリア。とくに辺縁歯肉（歯と接触する歯肉）は歯周病菌の侵入を防ぐ最も大切な歯肉
歯根膜　　：歯を支える歯槽骨と歯の間にあってクッションの役割をしている線維

むし歯の進行

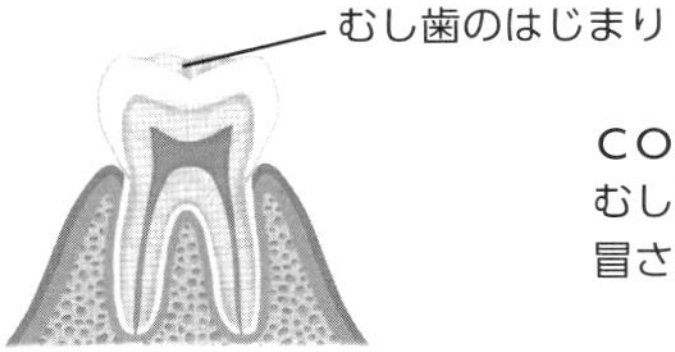

CO
むし歯の前段階。表面のエナメル質が酸に冒されて白っぽい状態

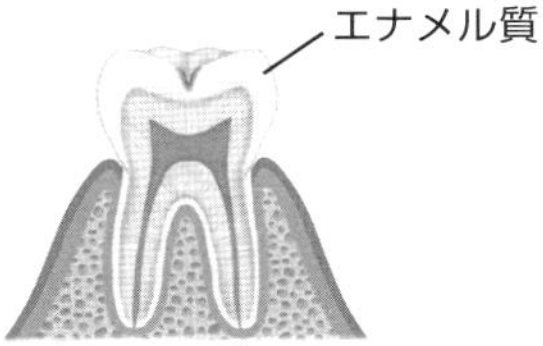

C１
エナメル質に茶色やオレンジ色っぽい小さな穴があいた初期のむし歯

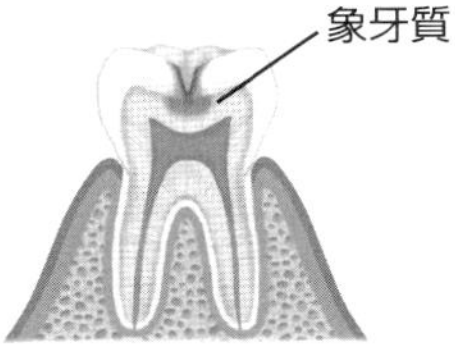

C２
象牙質まで進んだむし歯。冷たいもの熱いものの刺激でしみることがある

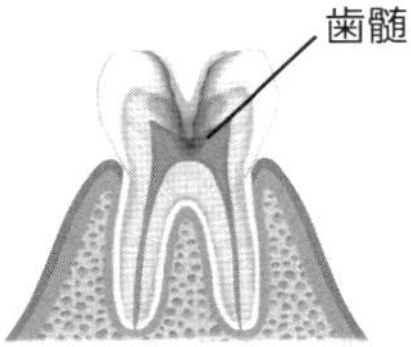

C３
歯髄（神経）まで達した重度のむし歯。日常的に激痛が起こり生活に支障をきたす

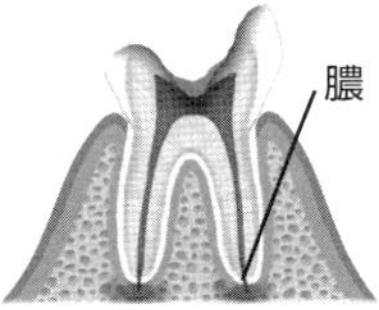

C４
歯髄や歯の上部まで破壊されたむし歯。痛みも感じなくなるが、歯根まで冒されて膿む

むし歯の自己診断法

むし歯は歯周病や咬合病による破折（第4章で詳しく説明）と同じように、歯を失う原因の3トップです。

むし歯で1度歯に穴があくと、もう元には戻せません。せいぜい、樹脂などの人工物で埋めることしかできないのです。しかし、むし歯予備軍の段階なら、日常ケアで治すことが可能です。そのためには、むし歯になって穴があく前に自分で気づき、対策を怠らないようにすることが大切です。

また、むし歯になってしまってもそれより先に進行させなければ、歯を失うことはありません。早期発見、早期対策が大切なのは、体全体の病気だけでなく、歯の病気にもいえることなのです。

一般的には冷たいものがしみるとか、痛むなどの症状でむし歯に気づくものですが、この場合、象牙質まで冒されているC2の段階になります。できたら、その前のエナメル質が溶けかかっている段階で気づけば、治療でも痛い思いをしなくてすみます。

次にむし歯のチェック法を紹介します。

☑むし歯の予備軍チェック

二つ以上の項目を自覚している人は、歯科を受診しましょう。

- □　甘みを好み、キャンディやキャラメルなどをたまになめる。
- □　３度の食事以外にちょっと食べたりする。
- □　ジュースやスポーツドリンクを好んで飲む。
- □　フロスを使ったことがない。
- □　歯科検診はめったに行かない。
- □　口が渇きやすい。

☑むし歯のセルフチェック

一つでも該当する項目があったら、歯科を受診しましょう。

- □　歯の表面に白っぽい斑点や濁りがある。
- □　歯に茶色、オレンジ色などの変色部分がある。
- □　歯の一部に小さな穴や欠けている部分がある。
- □　舌で歯にさわると凹凸や突起に気づく。
- □　冷たいものや熱いものが歯にしみる。
- □　ものを噛むとズキッと痛む。
- □　何もしなくても歯が痛み出す。
- □　食べものが歯と歯の間に詰まる。

『甘いものでむし歯になる』のウソ

ジュースやケーキは敵じゃない

みなさんは甘いものを食べるとむし歯になる、甘いものがむし歯の原因だと思っていませんか？　実際、これまで歯科界の常識としていわれてきたのが、「甘いものがむし歯を発生させる」ということでした。それはもちろん、間違ってはいません。甘いものを食べるとそこに含まれている糖分をエサとするむし歯菌が活性化して酸を出し、歯を表面から溶かしていくのがむし歯の原理ですので、甘いものが要因と考えるのは当然です。

しかし、非常識なむし歯予防をすすめる歯科医師の私は、「あえて甘いものが敵なのではない！」と訴えてきました。それはなぜか。

砂糖たっぷりの甘いケーキをたくさん食べたから、大好きなチョコレートを食べたから、むし歯になるわけではないからです。要は食べ方や食べるタイミングが重要なのです。

たとえピーナッツ1粒とほんの少量でも、ばい菌には十分な栄養源になります。そう考えるとケーキを2、3個いっぺんに食べようが、豆を1粒食べようがむし歯のリスクはちっとも変わりません。

問題は糖分の量ではなく、口の中にいかに長い時間、飲食物が滞在しているかにあります。糖分をとっても唾液でさっと中和できれば、酸にさらされる時間が短いので再石灰化でき、むし歯にはなりにくいものです。

しかし、たとえば砂糖を使ったキャンディやチョコレートのようにいつまでも口の中に残るものや、口の中で溶けて歯にくっつきやすいものは、むし歯の危険度が高いといえます。とくにソフトキャンディは糖分が口の中に広がり、軟らかいので歯のすき間にも入りやすく、むし歯リスクの最上級ともいわれるお菓子です。

また、糖分を含まなければいいと思うかもしれませんが、これも間違いです。柑橘類の食品や飲みものなど、酸性の食品はダイレクトに歯を溶かします。リスクの高さでは1番が酸性食品、2番が糖質、3番が炭水化物となります。米や小麦粉などの炭水化物は、唾液で分解されて糖質に変わるので、一定時間、口内に残っていると砂糖のように甘くなくてもリスクは同じです。

甘いものがむし歯を作るのではなく、口の中に長い時間残った糖分をエサに、むし歯菌が大量に酸を作り出すというのがむし歯の原理です。厳密にいうと、水やお茶以外の飲みもの、野菜や果物、調味料など多くのものに、糖分や酸性物質が含まれています。むし歯予防には、まずキャンディなどのハイリスクな間食を排除し、次に飲食物に十分気を配って日常ケアを怠らないようにすることが一番でしょう。

間食はとり方、とる時間が問題

むし歯のリスクを下げるには、口の中をできるだけ中性やアルカリ性に留めるのがよいので、3度の食事以外に間食しないことが一番です。しかし、食事以外に何も口にしないというのは何とも味気ないかもしれません。私は歯科医師ですから、歯のためにも体のためにもいっさい間食はしません。ジュースなどのドリンク類もめったに飲みません。

しかし、たまには甘いお菓子を食べたいとか、ストレス解消に甘いものを食べるという患者さんは少なくありません。そういう人も、食べるタイミングさえ間違わなければ大丈夫です。食後は口の中が酸性に傾き、それを唾液が中和しようと頑張ります。その段階でおやつを食べると、せっかく中和しかかっている口内が再び酸性に傾き、結果的にずっとむし歯のリスクにさらされることになるのです。

通常、口の中はpH6・5～pH7くらいを維持しています。いわゆる弱酸性～中性状態です。ここで食事をして糖分が入ると、口の中は急激に酸性に傾き始めます。細菌たちが糖分をエサに活動し、いっせいに酸を出すため、数分でpH5・5あたりまで傾いてしまうのです。

歯のエナメル質はこのpH5・5が臨界、つまり健康を保つギリギリの境界線なので、pH5・5以下になると脱灰が起こります。しかし唾液が十分に分泌され続けていれば、しっかり中和され、再びpHは上がり始めます。そして口の中が完全に元のpHに戻るには、食後30分ほどかかるといわれています。このとき、唾液に含まれるカルシウムやリン酸が、溶けかかっていた歯の表面の組織を修復していきます。これがよく聞く、「再石灰化」です。

歯はこうやって、食事のたびに脱灰と再石灰化が繰り返されています。１日３度の食事のみの場合、この仕組みがうまく回るので口の中の状態が安定し、むし歯のリスクも少ないといえます。でも、中和の途中でおやつなどを食べて糖分が取り込まれると、またpHが下がり、脱灰が起こります。

なかにはのべつ幕なし、お菓子などを食べ続ける人もいますが、その場合、口の中にずっと糖分を滞在させているわけですので、むし歯菌は喜んで酸を生成し続けます。すると脱灰が進んでエナメル質が溶かされ、むし歯の発生という事態に陥るのです。

これを防ぐには、間食の仕方を変えることをおすすめします。どうしても食べたいのなら中和が始まる前の食後にすぐに食べてください。食後のデザートというわけです。歯の健康を考えるとき、料理のフルコースで最後にデザートが出されるのは非常に理にかなったことといえます。そして食後のおやつを食べたあとは、次の食事まで何も食べないこと。

これさえ守れば、むし歯になりにくくなりますし、予備軍状態になってもすぐに再石灰化によって自己修復されるはずです。

通常のステファンカーブと間食した場合のステファンカーブ

ステファンカーブとは、甘いものや飲みものを口にした際に、歯垢の pH がどのように変化するかを表したもの。

規則正しく食事をすると

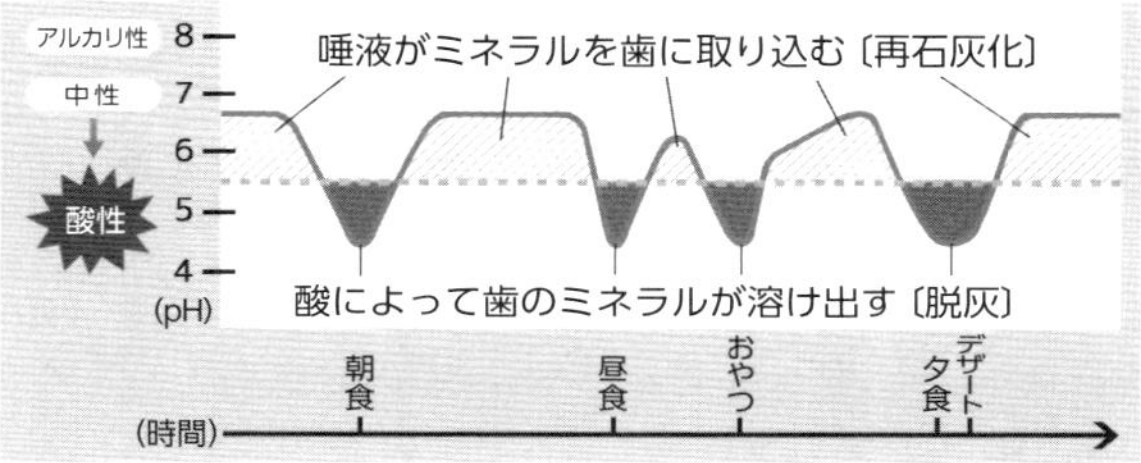

唾液が歯を再石灰化する時間がしっかり確保されている。酸性になっている時間が少ないため、歯が溶ける時間も少なくむし歯になりにくい状態。

お菓子をちょこちょこ食べていると

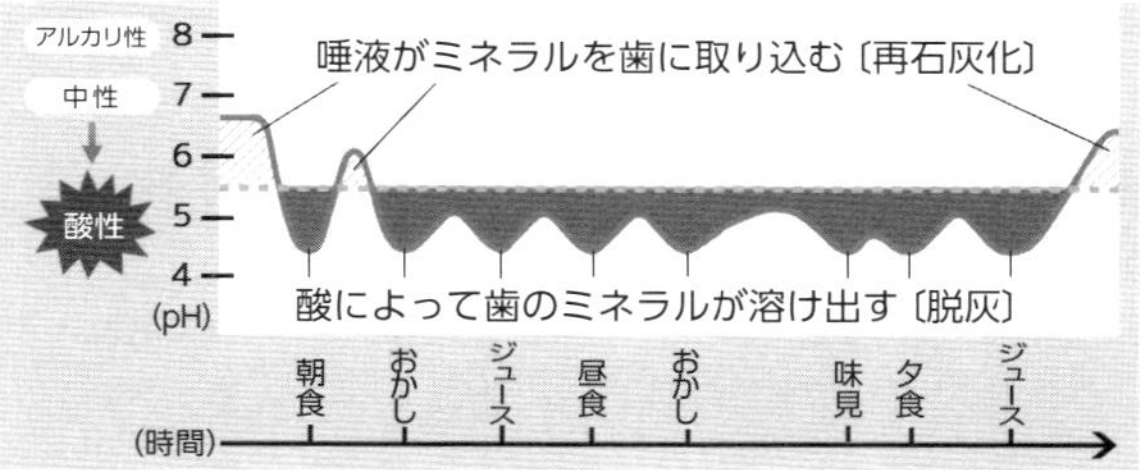

唾液が歯を再石灰化する時間がとれないので、むし歯になりやすい状態。

目からウロコのむし歯予防

フッ素やキシリトールでは予防できない

むし歯予防というと、歯みがきのほかよくいわれるのがフッ素塗布やキシリトールです。しかし、問題なのはこれだけではむし歯は予防できないということ。

フッ素は歯を強くし、むし歯になりにくくするといわれ、とくにお母さん方がお子さんへの塗布を希望して来られることが多いものです。フッ素とは自然界に存在する物質の一つで、フッ化物という化合物として飲食物にも含まれています。

フッ素（フッ化物）には、歯のエナメル質を酸に溶けにくい性質に変え、むし歯を招く脱灰に抵抗させる作用があります。また、むし歯菌の働きを抑えて酸の生成を抑えるなど、歯の健康を守るためのさまざまな働きが期待できる物質なのです。

厚生労働省ではむし歯予防の一環として、フッ素塗布を定期的（年2回以上）に行うことをすすめています。が、私はこれにも警鐘を鳴らしたい気持ちでいっぱいです。なぜかというと、フッ素塗布を受けたことで安心してしまうと、かえってむし歯のリスクが高まってしまうからです。

フッ素を塗っているから大丈夫、もうむし歯にはならない、という思い込みで日常のケアを怠る例はよくあります。フッ素は万能ではありません。いくらエナメル質が強化され、酸の生成を抑えようとも、間食を続けているとフッ素の作用では間に合わず、結果的に口内の酸性化でむし歯ができてしまいます。

また、むし歯予防でよく話題になっているキシリトールにも誤解があります。キシリトールは、トウモロコシなどから製造された合成甘味料です。むし歯菌を弱体化させて減らす作用があり、口内で酸を作らないためむし歯予防に効果的と重宝されています。

しかし、キシリトールが完全にむし歯菌を抑えるとはいえず、わずかですがキシリトール耐性むし歯菌というものも存在し、増殖しようとするので注意が必要です。

またキシリトール入りを謳っているガムのなかには、砂糖が入っている場合もあるので、食べるときはよく調べてシュガーレスを選ぶようにしてください。キシリトール入りガムを食べていたのに、むし歯になった！　という人は1度、含有成分をよく見てみましょう。

フッ素やキシリトールさえ使っていればむし歯にはならない、と断言してしまうのは実に危険です。こういう不確かなウソを信じ込まず、ガムによる唾液の分泌が効果的だという原理をしっかり理解して対策を練り、本当の予防法を実践しましょう。

食後のシュガーレスガム

歯科界では長年、「歯みがきが一番のむし歯予防」と訴えてきました。現在でも、古い知識のまま、むし歯予防に歯みがきをすすめる歯科医院はあります。しかし、ていねいに歯みがきしているのにむし歯になる人もいれば、ろくに歯をみがかないのにむし歯にならない人もいることから、歯みがきとむし歯の関連に疑問をもつ歯科医師も増えています。

むし歯の原理でよく勘違いされるのが、食べかすに集まったむし歯菌が歯を攻撃するというものでしょう。しかし、本当は食べものでとった糖分をエサにする菌が、代謝物として酸を生成するため歯が溶かされるのがむし歯です。

そこでむし歯予防のために私がすすめているのが、食後の歯みがきではなく「食後のシュガーレスガム」なのです。ガムを噛むことのメリットはいくつかありますが、その中心となる効果が唾液の分泌といえます。唾液のさまざまな作用を見ていきましょう。

唾液で中和

唾液の役割の一つに、酸性に傾いた口の中を中和する作用があります。口の中のpHに変化が起きると、唾液が分泌されて中性に戻し、口腔内の環境を整えます。これは唾液の緩衝能《かんしょうのう》といい、人体を正常に維持するための機能です。

唾液で殺菌

唾液には、口の中の食べものや細菌を洗い流して清潔に保つ働きもあります。また唾液の成分には免疫物質も含まれているため、口腔内や喉の粘膜などへの細菌感染を防ぎます。

歯の再石灰化

唾液に含まれるカルシウムやリン酸などのミネラル分が、酸で破壊されたエナメル質の組織を修復し、再石灰化を促します。

これらの作用が期待されるため、食後にシュガーレスガムを噛むことはむし歯予防につながると考えられます。さらに、歯の裂溝部（奥歯をかみ合わせる咬合面の細かい溝）に付着している食べかすをガムの粘り気が取ってくれるので、残存食片によるむし歯のリスクも少なくなります。実はこの裂溝部は意外と厄介で、歯ブラシの毛先よりも細いため歯みがきしても十分に歯垢が取れないのです。すると歯垢の中でむし歯菌がどんどん悪さをしますので、ガムによって除去できればいうことはありません。

また、顎を動かすので脳の血流がよくなり、集中力も増します。口の中にガムを入れて噛んでいるので、間食の習慣も減っていくでしょう。食後のシュガーレスガムは、複合的にむし歯予防が期待できる最善の方法といえます。

食後すぐの歯みがきは歯を壊す？

食事をしたあと、とくに人と会う予定があるときなどは、歯をみがいてさっぱりしたくなるものです。しかし昨今、食後すぐの歯みがきはおすすめできないという珍常識が出回っているのをご存じですか？

食事をすると、糖分をエサにするむし歯菌が活発に動き始めます。その代謝物質として、酸が作られ、歯の表面をじわじわ溶かすのです。同時に分泌される唾液で酸は中和されますが、完全に中和が終わって口の中のpHが元に戻るまでに、約30分かかります。その間、口の中にはまだ酸が残っており、歯のエナメル質は酸で軟らかく弱くなっています。

その段階で歯ブラシを使ってゴシゴシみがくと、エナメル質に小さな傷がつき、歯を壊してしまうというのです。また、歯みがき粉の中には汚れを落としやすくする研磨剤を含むものもあるので、エナメル質の摩耗を懸念する向きもあります。

これはある情報番組が、象牙質の試験片を酸性の炭酸飲料に90秒間浸し、口の中に戻して歯みがき開始時間の違いによる酸の浸透を調べた論文を紹介したことがきっかけとなって、広がってしまったものです。番組では知覚過敏の原因として紹介し、健康な歯は問題ないと繰り返していたのに、食後の歯みがきはＮＧという結論のみ流布したのです。

人の口の中では実験で用いられたような象牙質を、より酸に強く硬いエナメル質が覆っています。さらに歯の表面は常に唾液でうるおって、酸性化を抑えようとしています。エナメル質はナイロンの歯ブラシくらいで摩耗することはめったにないということを、日本小児歯科学会も公式に発表しました。

歯周病などで歯肉が破壊されている場合は、露出している歯根部が摩耗することがありますが、まったく健康な歯や歯肉をもつ人は問題ないといえるでしょう。

ただし、食後の歯みがきを避けるべきケースが一つだけあります。それが「酸蝕症」です。先の実験も酸性の炭酸飲料を使っていますので、むし歯ではなく酸蝕症の経過を見る実験であったと思われます。

酸蝕症とは字の通り、酸に蝕まれる歯の病気です。酢や柑橘類、炭酸飲料など酸性の飲食物を長期間食べ続け、歯が長時間酸にさらされるような場合、長い間に酸で表面が溶け、歯自体がもろく弱くなるといわれています。

酸蝕症の人は、食後30分〜1時間ほど置いて再石灰化が始まってから歯みがきしたほうがよいようです。しかしこれも普通の食生活なら心配いりません。これまでの例では、毎日黒酢をちびちび飲む、数カ月続けて柑橘類を1日何個も食べるような人に起こりやすいので、スポーツドリンクやコーラ、酸性の飲食物を口にするのは控えましょう。水分補給はお茶、口寂しいならシュガーレスガムを噛めばむし歯も酸蝕症も予防できます。

酸蝕症の症状

- 冷たいもの、熱いものがしみる。
- 歯につやがない。
- 歯が黄色みがかってきた。
- 前歯の先が欠けた、割れた。
- 歯の厚みが薄くなった。
- 詰め物が外れやすい。
- 詰め物の境目が茶色い。

酸蝕症になりやすい習慣

- 炭酸水、コーラ、ビール、チューハイなど炭酸飲料をよく飲む。
- グレープフルーツやオレンジなどの柑橘類をよく食べる。
- ワインや酢、ビタミンCのサプリメントをよく飲む。
- 過食症、拒食症で嘔吐を繰り返す。

歯の健康を維持している人も酸蝕症の人も、食後は時間を置いてから歯みがきするとよいでしょう。

食後に食べかすを取る意味

よく歯周病予防で、歯垢や歯石を落とすプラークコントロールをしようといわれますが、むし歯にもプラークは大敵です。なぜなら、プラークこそむし歯菌の塊で、ここに糖分というエサが投入されると菌たちの大宴会が始まります。菌が騒ぐと、酸という不用の産物が作られ、歯の表面のカルシウムやリン酸などのミネラル成分を溶かしていきます。この状態が続くと、ついにエナメル質に穴があき、むし歯の発生となるわけです。

口内は食後、酸性に傾きますが、唾液で中和されるので糖分をとり続けるようなことさえしなければ、30〜40分で元の弱酸性という健康な状態に戻ります。しかし、たとえば歯の間に糖分を含む食べかすが残っていたりすると、食べ続けているのと同じことで、むし歯菌が酸を生成し続けますので唾液の中和が間に合いません。

口内をできるだけ迅速に中性状態にするには、唾液をたくさん出すこと、そして食べかすをきれいに取ることです。なかでも歯と歯のかみ合わせの断面にある裂溝という細かい溝には、歯ブラシの毛が届かず食べかすが残るので、注意が必要です。

甘い飲みものなどは糖分が直接、むし歯菌を刺激するので酸の生成もすぐに行われますが、米や芋類、小麦粉食品などの炭水化物は、唾液のアミラーゼと混ざることで糖分に変わります。お米を長く噛んでいると甘く感じることがありますが、それこそでんぷんが分解されて糖が生まれたことの証です。

しかし、でんぷんが糖に変わるまでには時間がかかります。そのため、ご飯や芋、パンなどはきれいに食べてしまえば、問題ありません。ただし、その食べかすが歯の間や裂溝にはさまったり、付着したりしたものをそのままにすると菌のエサになってしまうのです。

とくにスナック菓子など歯に付着しやすい食べものをよく食べる人は、この裂溝に食片が付着してしまい、むし歯が発生しやすくなります。それを防ぐには、食後の簡単なうがいもいいですが、シュガーレスガムを食べることをおすすめします。

粘着性の高いガムは、裂溝の細かい溝に付着した食べかすをくっつけて除去するので、むし歯のリスクを減らすことが期待できます。また唾液がたくさん出るので、口内の酸性化を早く中和させ、小さな食べかすを洗い流すなど一石二鳥ともいえます。

歯科医院では、６歳くらいで生える永久歯（臼歯）の裂溝を樹脂で埋める、「シーラント」という処置も行われます。生えたての永久歯は歯質が軟らかく、傷つきやすいので、研磨入りの歯みがき粉を使って歯ブラシで強くこすらないこと。食べかすが詰まっても取りにくく、むし歯にかかりやすいので、その予防処置として、シーラントが効果を表す場合もあります。お菓子好きなお子さんには、受けさせてあげるとよいかもしれません（１４２ページ参照）。

食事回数でむし歯予防

むし歯を予防するコツとして、飲食の回数を気にかけるということも念頭に置きましょう。甘いものを食べるかどうかは関係ありません。

むし歯の原因の第1位が飲食回数であり、私は原因の90％を占めていると考えています。そして飲食時間が9％、これはたとえ1日のうちでものを食べる回数が少なくても、毎晩3時間かけて晩酌しているとか、1食に1時間以上かかるというような場合のことをいいます。このような飲食パターンはその間、口の中が休まっていません。ずっとものを食べ続けており、むし歯菌は酸を出し続けていることになります。

飲食とは量の問題でも、甘味や酸味の問題でもなく、水やお茶以外カロリーのあるものすべてを指します。もちろん調味料も入ります。たとえばペロっと軽く味見をするのも1回に入りますし、ちょっと一口も1回と数えます。

近頃はオフィスにおやつボックスを置く会社もあるようですが、仕事中のストレス解消にちょっとキャンディをなめたり、砂糖を入れたコーヒーを飲んだりするのもむし歯リスクを高める飲食習慣になります。また、禁煙ブームでたばこを止める人が、口寂しさにあめやガムを口にするのもよく見かけますが、これもシュガーレスを選ばないと、「禁煙できたけどむし歯もできたよ」ということになりかねません。

ものを食べ始めると同時に、菌が糖分に反応して酸という代謝物を生成します。そしてこれを唾液がせっせと中和しますが、食べ終わったあとの30分間が最も口中の酸性度が高い臨界点といわれ、pH５・５を下回るほどです。この段階で脱灰が生じていますので、本来なら早く中和させる必要があります。食後、ちょっと口の中が酸っぱく感じることはありませんか？　それこそむし歯菌が作る酸でいっぱいという証拠なのです。

そこで私がいつも患者さんにお願いするのが、間食を止め、食事を１日３回のみに徹するということ。食後、せっかくpHが落ち着いてきた頃、おやつを食べると再びpHが下がりむし歯のリスクにさらされます。牛乳ならいいと思うかもしれませんが、牛乳には乳糖という糖分が含まれています。普通のショ糖などとは違ってpHは下がりにくいのですが、むし歯になりにくいというだけで、「ならない」わけではないので要注意です。

３度の食事以外に、１日何度も間食をする人は、その後いくらせっせと歯をみがいても意味がありません。フッ素やうがい剤を使い、高価な歯みがき粉を選んで歯みがき回数を増やしてもダメ、歯みがきではむし歯は予防できないのです。

それより飲食回数を減らすことのほうが、よほどむし歯予防につながります。

pH値の高い食べもの、低い食べもの

pH10	：わかめ・ひじき・ほうれん草
pH7	：ミネラルウォーター
pH6.8	：牛乳
pH6.6	：麦茶・煎茶
pH6	：魚・野菜（キャベツ・玉ねぎ・大根など）
pH5.5	**：エナメル質が溶け始めるライン。これより下はリスク大**
pH5	：トマト・肉・炭酸水
pH4	：白米・果汁ジュース・スポーツドリンクビール
pH3	：食酢・コーラ・ワイン・梅干し・グレープフルーツ
pH2 以下	：レモン・缶酎ハイ（＊歯がよく溶けるとても危険な飲みもの！）

pH とは物質の酸性やアルカリ性の度合いを示す数値で、pH 値が小さいほど酸性で、pH 値が大きいほどアルカリ性となる。
pH 値 5.5 以下の酸性でエナメル質が溶け始める。

職業別おすすめの予防法

むし歯のリスクは職業によっても異なります。むし歯は食事の回数が大きくかかわるため、1日3回の飲食以外にあれこれ口に入れるとその分、危険度も上がります。口の中はものを食べるたびに飲食物の糖分に反応して酸が生成されますので、食事の合間にちょっとおやつをつまんだり、ジュースを飲んだりするだけでも酸性化が始まります。たとえば料理を作りながら、ほんの一口味見をしても1食食べたことと同じでpHは下がっていきます。そういう意味では、主婦や料理人はほかの人より飲食回数が増えやすい立場であるといえるでしょう。

また、長距離運転手は居眠り防止のために、缶コーヒーを飲む頻度が高いように思います。無糖の缶コーヒーなら大丈夫と思うかもしれませんが、実は食品表示法の抜け道を使い、0・5％未満の糖分が入っているのです。量はほんのわずかでも、口腔内のむし歯菌は糖によって活性化しますので、むし歯のリスクは上がってしまうのです。

実際、これらの職種の人のむし歯予防が難しいことは、歯科医院の現場で多くの歯科医師が実感していると思います。

こういうケースでむし歯予防を実践するため、いくつかの工夫をご紹介しましょう。

料理人の場合は、極力、味見の頻度を減らすしかありません。また仕事以外で飲食するのを控え、もし何か食べた場合は必ず、直後にシュガーレスガムなどを食べて唾液の分泌を促します。それによって口腔内の酸性化を、少しは抑えることができるでしょう。

主婦の場合は、冷蔵庫や食料棚を頻繁に開けますから、簡単にものを口に入れやすく、飲食回数が増えてしまうものです。これを防止するには、調理しなくてもすぐ食べられる加工食品や保存食、袋を開けるだけで食べられるお菓子や飲みものを、キッチン周りに置かないようにしましょう。ひと手間かけないと食べられないように、原材料のみ置くようにすればつい一口、というつまみ食いを避けられ、むし歯を妨げられると考えます。

眠気覚ましに缶コーヒーを飲んでしまいがちなドライバーや、体力を使う肉体労働者は、自分でブラックコーヒーを入れて携帯するか、目覚ましには超強力ミント味のシュガーレスガムを選ぶとよいでしょう。

どうしても甘味がほしいときは、甘味料の代わりになるキシリトール粉末を取り扱うお店や歯科医院もありますので、1度問い合わせてみてください。

しかし、コーヒーに甘味を入れたいという方へ、考えてほしいことがあります。コーヒーや紅茶の本来の風味は、砂糖を使わずそのままいただくことで味わえるものです。よいお茶ほど砂糖を使わないようにして、味や香りを愉しんではいかがでしょう。

コラム②　水うがいは酸蝕症に効果あり？

酸性の飲食物によって歯のエナメル質が溶かされていく「酸蝕症」は、しばしばテレビの情報番組に取り上げられます。食後は酸によって歯の表面がもろくなっているので、直後の歯みがきは控えようとか、酸性の口中を早く戻すため、食後は水で口をすすいで洗い流し、中和を促せばいいなどという対策が私の耳にも届いてきます。

しかし、食後に口をすすぐことが酸蝕症対策になるとは思えません。これは決しておすすめできない間違った対策といってもいいでしょう。

水は生命にとって最も重要ですし、歯にもまったく害はありません。しかし酸蝕症で脱灰したエナメル質の再石灰化は、ミネラル分を含んだ唾液で行われるものです。水では歯に直接的な効果は得られないので、歯にやさしい対策とはいえません。

また、酸性になった口腔内を水でゆすいで中和させるという対策にも、ほとんど意味はありません。なぜなら、まず酸性度やアルカリ性度を表すpHとは水素イオンの濃度を示すものだからです。水はpH７で中性とされ、この７より数字が小さいと酸性、大きいとアルカリ性に偏ります。pH値は指数（何乗掛けているかを表す）ですので、たとえばpH１と２では濃度が10倍違い、１と３では１００倍の違いになります。

そのため、pH２・５の濃度をpH５・５に薄めようと思うと、１０００倍の量の水が必要になるので、うがい程度の水で中和させようというのは無理な話なのです。

しかも飲食による酸性の液がたまりやすい歯と歯肉の境目や歯周ポケットの液だまり部分は、短時間のゆすぎだけではなかなかきれいに洗い流せないと思われます。

これらをきちんと中和させるには、やはりややアルカリ性でしかも副作用のない唾液を出し続けることが一番効果的です。唾液を口腔内の隅々に行き渡らせて、酸性化した液だまりにしっかり届かせるには、長時間の分泌が必要になります。

また唾液を促すために水分補給をしたほうがいい、という話も聞きますが、これにも疑問を感じます。もちろん体内の水分量が少ないと唾液は作られにくくなりますが、その場合は血行も悪くなり生命維持に支障をきたすのが先でしょう。

過剰に水分補給しても唾液量は変わりません。むしろ食事中に飲みものをとりすぎると咀嚼回数が減り、唾液の分泌も減るので消化力が低下し、食中毒のリスクも上がることになります。そんなことより、アルカリ性である唾液をたっぷり出して、時間をかけて中和させるのが一番の酸蝕症予防になるはずです。デザートでフルーツを食べようが、健康のために黒酢を飲もうが問題ありません。大事なのは中性の水に頼らず、シュガーレスガムを噛んで唾液を出し続け、渋いお茶で中和を助けることといえるでしょう。

歯が溶けてしまう酸蝕症症例

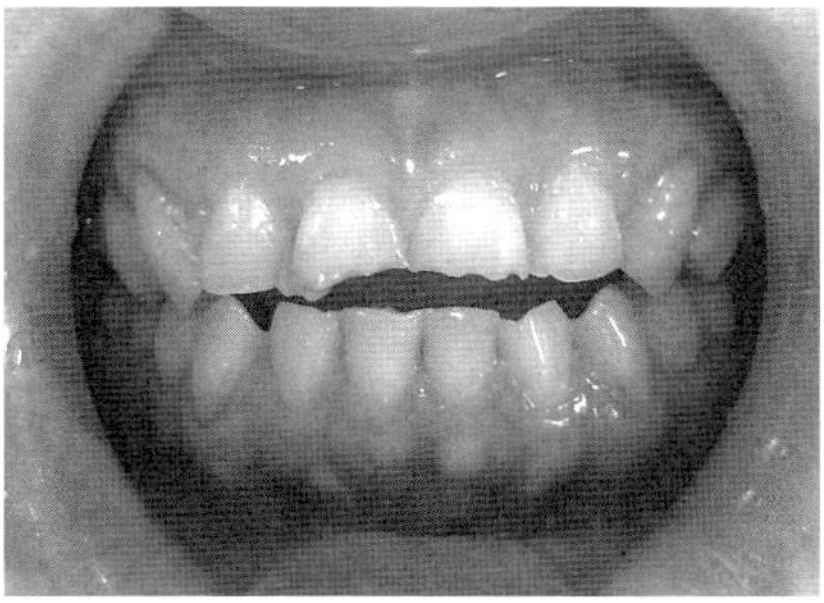

進行すると冷たいものが歯にしみる知覚過敏や、むし歯のような痛みが出る。

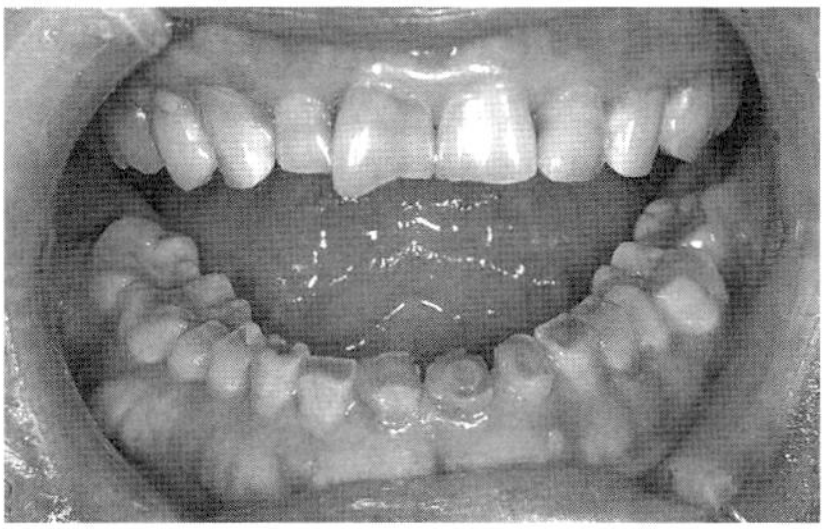

歯の表面のエナメル質がすり減ってしまい、その下の象牙質が透けて見えてきてしまう。

コラム③　あめだけはむし歯の大敵

あめは飲食店で会計時にもらったり、友達にもらったり（とくに大阪では「あめちゃんあげよっか」みたいに）、日常、意外と他人からもらう機会が多いものです。咳が出るときや喉が痛いときには、のどあめをなめる人も多く、冬のような乾燥する季節はとくに増えます。また、ドライマウス対策になめる人も多いです。

あめがなぜむし歯予防に最悪の食べものかというと、飲食回数と飲食時間のいずれも大幅に増やすからです。その理由は「一つなめるだけでは終わらないことが多い」からです。あめは袋や箱に入っているので、次から次へ際限なくなめてしまう。1粒では大したカロリーもないのに、口の中の滞在時間が長いので、ステファンカーブがpH5・5に戻らない時間が長くなってしまうという最悪の食べものなのです。

当院では「あめはむし歯になる覚悟で食べてください」「あめをなめる人は、他の予防対策をいくらしてもむし歯は防げません」といった指導をしております。あめだけは「たまに一つぐらいいいじゃないの」も許しません。それほど、常習性がある食べものです。「あめを一切やめる」これがむし歯予防の第一歩といっても過言ではありません。

どうしてものどあめとしてなめたい方、また、唾液をしっかり出したいが入れ歯などでシュガーレスガムが食べられない方などは、「砂糖不使用」と表示のあるものを選ぶようにしましょう。

ちなみに私は、旅先などでどんなにおいしそうなあめがあっても、絶対に食べません。娘たちも同様で、生まれてから1度も食べさせたことはなく、もらったラムネを食べたがおいしくないと言ってペッと吐き出したほどです。娘たちの仕上げみがきなどは、結構いい加減にしていますが、それでもむし歯は当然皆無です。

また、あめとは昔ながらの硬いあめだけでなく、キャラメルやソフトキャンディー、グミなども含まれます。口の中でゆっくり溶かす系の食べものは、非常にむし歯のリスクを高めるので注意が必要です。

患者さんの問診時には、かならずあめについてうかがい、改めるよう促していますので、皆さんもぜひ「あめは口にしない」を実行してほしいと思います。

コラム④　むし歯予防に〝だらガミ〟のススメ

私はむし歯予防の一番の立役者が「唾液」だと訴えてきました。唾液は食事中に最も分泌されますが、食後、噛むことを止めると分泌は激減するものです。食後も効率よく唾液が出れば口の中は早く中和され、むし歯を抑えることができるのです。

そこで私はむし歯にかかりにくくするため、食後から次の食事の間までずっとガムを噛んでいます。患者さんにもご理解いただいて診療中も噛んでいますし、受付以外のスタッフも全員ガムを噛んでいるおかしな歯科医院です。

そもそも唾液には食べものを分解する消化作用や、むし歯菌などの活動を抑えて殺菌する作用、食べかすを洗い流し、エナメル質を再石灰化する作用などさまざまな働きがあります。しかし、年齢とともに唾液の分泌量は減ってきますし、ストレスの多い人や口呼吸をする人などは口が渇きやすくなるドライマウスという症状になりやすく、むし歯のリスクが高くなるのでできるだけ唾液を出すような工夫が必要なのです。

この問題もシュガーレスガムを噛むという簡単なことで、あっさり解決します。ちょっとお行儀悪く感じるかもしれませんが、これが最もむし歯予防になる秘訣なので、１日中だらだら噛み続ける「だらガミ」を是非、みなさんも試してみてください。

第3章　歯周病予防

歯周病は気づかぬうちに進行する恐ろしい口腔病

骨を溶かし、歯を失い、全身までもむしばむ

ギネスブックに「全世界で最も患者が多い病気」として挙げられている歯周病。歯を失う原因のトップがこの歯周病、次いでむし歯ということがわかっています。日本では成人の80％以上が歯周病にかかっているといわれ、40歳を超えて歯科で歯周病検診を受けていない場合、軽度も含めるとほぼ100％が罹患しているといっても過言ではないでしょう。

歯周病は、歯の周囲の組織である歯肉やセメント質、歯根膜、歯槽骨（顎の骨）が、口の中の細菌（歯周病菌）に冒される感染症です。歯と歯の間の食べかすなどが歯垢となり、そこに発生する細菌が歯肉や歯周ポケットにすみ着いて毒素をまき散らし、歯周組織を攻撃します。やがて歯周病菌は組織に炎症を起こし、破壊しながら体内の奥へ奥へと侵攻していくのです。

〝サイレント・ディジーズ（静かに進行する病気）〟とも呼ばれ、痛みなどの自覚症状が起こらないため、気づいたときは相当進行している人がほとんどです。また歯肉から血が出るという初期症状くらいでは、なかなか受診に結びつきません。こういう傾向は日本だけでな

く世界中にもみられます。

症状がないといっても、それはほんの初期だけです。実は症状は出るのですが、むし歯と違ってひどい痛みがなく、ちょっと不快という程度なので放置してしまう傾向が多いようです。炎症を起こした歯肉からの出血をそのままにすると、歯周病菌が歯肉を破壊して歯槽骨を溶かし始め、破壊されて結果的に歯が抜け落ちてしまいます。

厄介なのは、１度かかると自分の免疫力では破壊された歯槽骨を治せないことです。よく歯周病に効くと思わせた歯みがき粉やマウスウォッシュのＣＭを目にしますが、これはまったくのウソといってもいいです。どんなに高価な製品でも、いくら優れた薬用成分を含んでいたとしても、１度失われた歯槽骨は治せません。歯周病は歯科を受診して歯石を除去し、徹底的に管理していかない限り、進行を止めることができない疾患なのです。

なぜなら、歯周病菌は歯石という硬い要塞の下で増殖し、毒素をまき散らしていくものなので、歯みがきでは落とせないからです。まずは歯科医院で歯石や歯垢を完全に除去したうえで、日常ケアを施して管理していくのが得策です。適切な治療を受けないでいると、細菌は歯槽骨までを破壊し、血管に入り込んで全身を巡ります。

歯周病はこうして歯を失うだけでなく、全身の健康に影響をおよぼしていく恐ろしい疾患なのです。

歯周病の進行

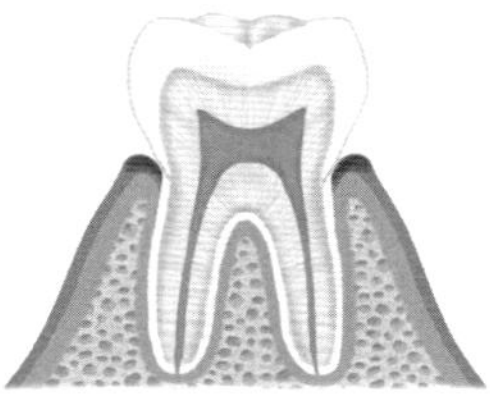

歯肉炎
歯と歯肉の境目に歯垢と歯石が目立つ。歯肉が炎症を起こし、歯みがきで出血がみられる。腫れた歯肉はセメント質からはがれてめくれ始め、3mm程度の歯周ポケットが生じてくる。この時点でしっかりケアすれば、治すことが可能。

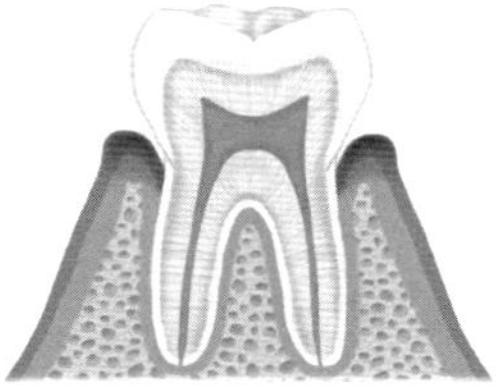

軽度歯周炎
歯肉の腫れが悪化して歯周ポケットが4～5mmと深くなる。歯周ポケットの奥に歯垢や歯石がつき、歯槽骨も破壊され始め、口臭も感じ始める。歯周ポケットが4mmを超えてからは、超えた分に応じてセルフケアが難しくなり、免疫力がよほど高くないと進行しやすい。

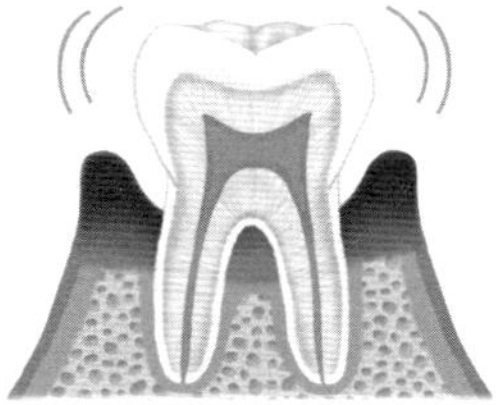

中等度歯周炎
細菌による炎症が歯の根のほうまで進行。歯周ポケットは6～7mmの深さになり、出血や膿が生じて口臭も強くなる。

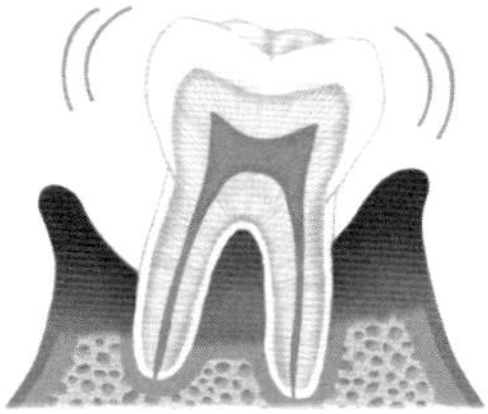

重度歯周炎
炎症が進んで歯周ポケットは深さ8mm以上に。歯の根元まで破壊されてグラグラと動き、ものを噛みにくくなる。歯根がむき出しになって口臭はさらにきつくなる。さらに進むと歯が抜け落ちてしまう。

歯周病のメカニズム

ある日突然、歯が浮いた感じがしたので歯科を受診すると、進行した歯周病で歯が２本も抜けてしまった、という記事が雑誌に載っているのを見ました。

歯科医師のコメントで、「あめの糖分で口が酸性に傾くと、むし歯や歯周病の原因になるので要注意」とあり、非常に驚きました。糖分の入ったあめをなめ続けたことで口腔内が酸性に傾き、むし歯のリスクを上げるというのは正しいのですが、これと歯周病はまったく関係ありません。なぜ、一緒くたに説明してしまったのか、歯科医師としておおいに疑問を抱きました。

そもそもむし歯と歯周病は種類も違えば、口腔内で悪影響をもたらす仕組みも異なるのです。歯周病は口腔内が酸性に傾こうが中性であろうが、歯周病菌の毒素によって歯肉や、歯を支えている顎の骨がダメージを受けることに変わりはありません。過度に糖分をとる人は血糖値が上がって免疫力が低下するため、わずかな歯周病菌にも抵抗できずに歯周組織の破壊が生じたとも考えられます。

歯周病のメカニズムは、まずプラークに始まります。プラークはむし歯の項でも説明しましたが、食べもののカスをエサにして集まる細菌集団のことで、つまようじでこすったときに取れるネバネバした黄白色の粘着物質です。この中には歯周病菌やむし歯菌が含まれています。歯と歯肉の境にある溝にたまりやすく、丁寧な歯みがきで除去できます。

しかし、みがき残しがあると、付着物がわずか2〜3日で石灰化して硬い歯石となり、その内部で菌はどんどん増え続けます。歯の間や歯の裏に、白っぽい石のような塊が付着するものが歯石で、これはブラッシングでは決して除去できません。

悪いことに歯石の表面はデコボコしているので細菌の巣になりやすく、繁殖した細菌がどんどん毒素を吐いて歯肉の周囲を攻撃していきます。細菌に攻撃されると、免疫細胞がこれらを排除するために活性化します。免疫細胞が闘うときの反応で炎症は起こるのです。

この時点で、歯石をきれいにクリーニングし、ケアしていけば炎症は治まります。歯周病菌は嫌気性（酸素を嫌う）ですので、歯周ポケットに空気を送るだけでも弱ります。炎症反応は、体の奥に毒素を侵入させないための作用ですが、その状態を放置して細菌がどんどん奥深く侵入すると、もともと骨の中に存在する破骨細胞が活性化してしまいます。

やがて、歯肉や歯根だけでなく、歯の土台である顎の骨まで破壊してしまうので歯がぐらつき、抜け落ちてしまうことになるのです。歯周病の症状は、細菌と闘う免疫反応でもあります。そのため、糖尿病など慢性的な持病やストレス、疲労などで免疫力が低下すると進行しやすくなり、悪化の一途を辿ることもわかっています。

歯肉炎と歯周炎

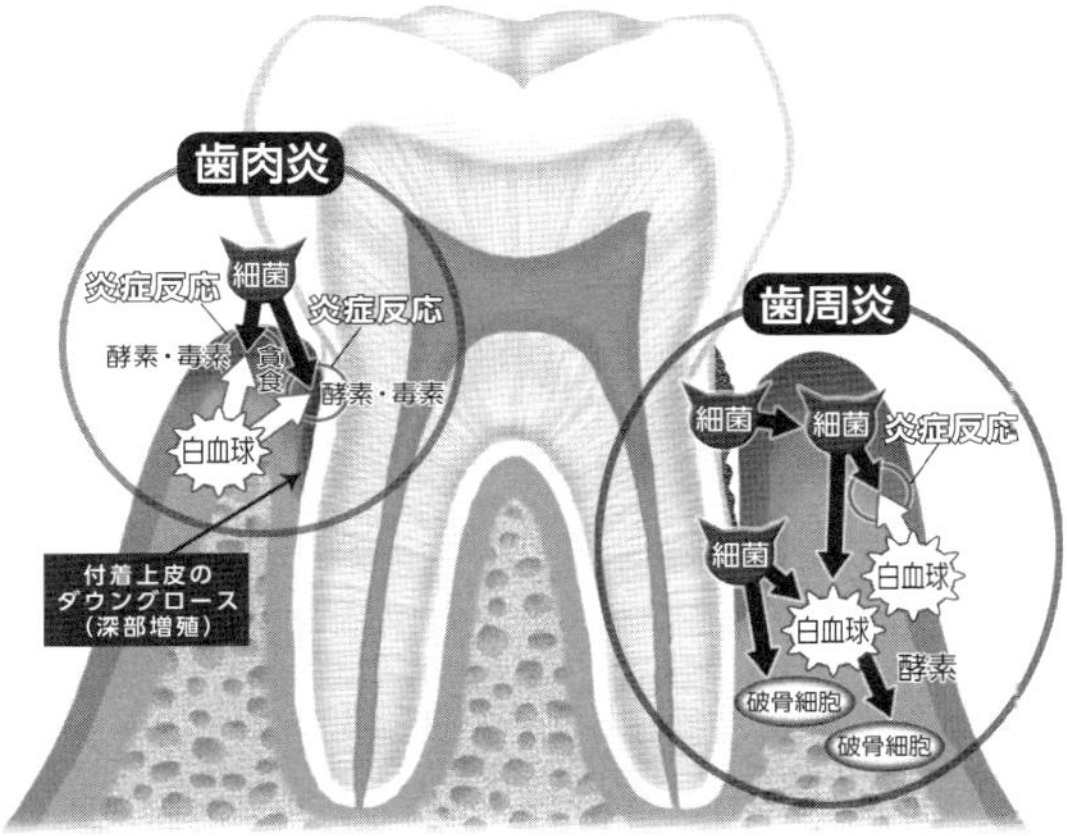

歯肉炎　　　　：プラーク内の歯周病菌が毒素を吐き、それを排除するため歯肉に血液が集まる。

歯周炎　　　　：歯肉の炎症が悪化すると菌は歯根から奥へと進み、その侵入を防ぐため歯槽骨を自ら吸収していく。

白血球　　　　：炎症というのは体にとって敵である歯周病菌と闘うために血液（白血球）が集まってきた状態である。白血球と歯周病菌は闘い、その結果、歯周病菌の残骸や白血球細胞の残骸が残り、これらが入り混じった物が膿である。

破骨細胞　　　：プラークの中の菌が炎症を起こすと、歯を支えている骨（歯槽骨）の中にいる破骨細胞はそれにより活性化し、骨を食べてしまう。骨がなくなれば、歯周ポケットが深くなり、ますます歯垢や歯石がたまりやすくなってしまう。こうなると悪循環で、破骨細胞がますます活性化し骨破壊が進んでいく。

ダウングロース：歯周ポケットができるとプラークの侵入を食い止めるためその分、上皮が歯の根元の方へ伸びる。

歯周病は予防できる？

まずセルフチェックをしよう

歯を失う原因のトップにあり、1度かかると自分では回復できない歯周病は、日常のケアで予防できます。そのうえで、日ごろから自分の口の中の状態をしっかり把握しておくことも大切です。毎日のブラッシングで歯垢は取れているか、歯周病にかかっていないかを見直してみましょう。

歯周病は、初期症状として歯肉の炎症が起こりますので、歯肉の状態は常に確認しておくことです。健康な歯肉は張りがあってピンク色をしていますが、炎症が起こると赤っぽくなり、腫れてきて丸みを帯びます。弾力もなくなるので、指でつつくとぶよぶよと軟らかい感じを受けます。また、血行障害を起こすため、歯肉が赤黒くなることもあります。

歯みがきのとき、歯ブラシに血がついた場合は、まず歯肉炎が起こっていると考えていいでしょう。歯周病にかかっている人には、歯みがきのときや硬いものを食べたとき、フロスを当てたときなど痛くない程度の刺激でも出血するので、誰でもそうなると思い込みがちです。しかし健康な歯や歯肉の持ち主は、その程度で血がにじむことはありません。

また、昼間起きているときは細菌も唾液で浄化されていますが、夜寝てしまうと唾液の分泌がほとんどありませんので、口の中で細菌が増殖してしまいます。そのため、歯周病にかかっている人は起きたときに口がネバつき、ひどい口臭がするようになります。

歯肉炎を放置していると、やがて細菌は歯肉を破壊して奥へ奥へと侵入します。そのため歯肉が歯からはがれてやせていき、歯の根が露出して歯が長く見えるようになります。これは軽度歯周炎で、細菌がどんどん増殖して次々に炎症を起こすため、その刺激で歯肉がむずむずしたり、痛がゆくなることや、また歯が浮くように感じる症状があります。

中等度から重度歯周炎に進むと、歯を支える顎の骨が破壊されるので歯がぐらつき始めますし、何もしないのに突然ポロっと歯が抜けてしまうこともあります。患部には血や膿がたまるため口臭もひどくなります。重度の人はたいてい歯も歯肉もボロボロですので見た目も悪く、人と会いづらくなり、仕事にも支障をきたすことがあります。

触っただけで血がにじみ、腫れてぶよぶよした歯肉を見ると、患者さんの多くはもう治らないのではと不安がります。しかし、すり傷や切り傷と同じで、歯肉に留まった炎症なら完全に回復します。指導された通りに日常ケアを行えば、軟らかかった歯肉もあっという間に引き締まってきます。もし完全回復ができない歯周炎にまで進んでいても、進行を遅らせ、止めることは可能です。進行させないことも歯周病予防対策ではとても重要です。

☑歯周病のセルフチェック

該当する項目があったら歯周病の疑いが強いので、早急に歯科を受診しましょう。

- □ 何もしていないのに歯肉から血が出ることがある。
- □ 触るとぐらつく歯がある。
- □ 歯みがきなどの刺激で歯肉から血が出る。
- □ 歯肉が赤っぽいか腫れぼったく、ぶよぶよしている。
- □ 口臭が気になる。
- □ たまに歯が浮くようなむずがゆさを感じる。
- □ 朝起きたとき口の中がネバネバする。
- □ 歯と歯の間に食べものが詰まりやすい（歯周病治療後にもあり）。
- □ 歯肉がやせて、歯が長く見える（歯周病治療後にもあり）。

歯みがきによる歯肉マッサージが有効

近頃では老若男女問わず、ランチや夕食後など外出先でも歯みがきをする人が目立ってきました。お口の健康意識が高まっている証拠といえるでしょう。歯みがきがむし歯予防に役立つと思っている人が多いのですが、実はむし歯より歯周病予防の効果が高いのです。

なぜならそれは細菌そのものと細菌の巣となる歯垢を除去できるからといえます。ただし、どんなに高価で有効成分を含んだ歯みがき粉を使っても、みがき方が正しくないと意味がありませんので注意が必要です。間違ったみがき方では歯垢は完全には除去できず、すぐに歯石となって歯周病が進行してしまいます。ブラッシングというのはそれほど重要な予防法なのです。

歯周病で歯科を受診すると、治療と同時に歯科衛生士から正しいブラッシングの仕方を指導されます。歯石がつきやすい人は、まず指導された通りにブラッシングしてみてください。みがき方を変えるだけで驚くほど歯石がつかなくなります。

もう一つ、歯みがきが歯周病予防となる大きな理由があります。それは、歯ブラシによる歯肉マッサージです。そもそもブラッシングは口の中の汚れを取るというだけでなく、歯肉をマッサージするものでもあり非常に気持ちのよいケアなのです。指でマッサージする方法もありますが、歯ブラシを使ってブラッシングする歯肉マッサージのほうが歯垢も除去でき、一石二鳥でしょう。マッサージ効果を高めるにはやや硬めの歯ブラシを使い、強すぎず歯肉に適度な刺激を与えるようにみがくのがおすすめです。

歯肉マッサージには次に挙げる三つの効果があります。

①歯肉や頬の粘膜をほぐし、リラックスさせることができます。心地よく感じ、心身がほぐれてストレスが緩和されます。日常的に緊張状態にあると、免疫力も低下して歯周病にかかりやすくなりますので、ストレスを和らげるのはよいことです。

②マッサージで歯肉の血行を促し、免疫力や抵抗力をアップさせます。歯肉には無数の毛細血管が通っていますので、適度な刺激を与えると血流がよくなります。血液やリンパ液の流れがスムーズになると、免疫細胞が活性化しますので歯周病菌に対する抵抗力や免疫力も上がります。また歯肉も健康的な色になり、引き締まってきます。

③マッサージによって唾液腺が刺激され、唾液の分泌が促されます。唾液は口腔内の浄化や殺菌に効果がありますので、歯肉炎などの歯周病予防につながります。

ブラッシングは、気持ちいいくらいの圧で毛先を歯肉に当て、毛先は動かさずに歯ブラシのヘッドの部分だけ1~2㎜の範囲で動くようにマッサージします。指圧や電動あんま器の振動に近い感じで血行を促進させ、歯肉の免疫防御システムを働かせましょう。これらのよい習慣を身につけることがお口と全身の健康維持につながるので、毎日実践することが大切です。

定期検診より毎日の自己管理を

歯周病にかからないためには３カ月～半年に１回、歯科の定期検診を受けましょうとよくいわれます。歯周病は目立った痛みもなく静かに進行し、気がついたら歯肉や歯の土台までダメになっていく厄介な口腔病です。そのため予防はもちろん、定期的にチェックを欠かさず、早期発見、早期対策を心がけることが望ましいといえます。

歯科の定期検診は、まずむし歯や歯周病にかかっていないか、歯の清掃状況や詰め物の不具合がないか、粘膜などの異常も観察し、問題があれば治療します。歯周病の治療は「プラークコントロール」が基本となります。歯周病菌はプラークと共に増殖し、口腔組織に広がっていくものですから、衛生を管理して菌を絶つことが先決です。そのため繁殖場所であるプラークを徹底的に清掃することが重要となります。

歯科医院ではプロフェッショナル・プラークコントロールといい、専門的な技術を用いてしつこい歯石などを除去する方法が取り入れられています。

一つは、スケーラーという器具を使い、歯肉縁上（歯と歯肉の境目から上の部分）及び、歯肉縁下（歯肉の境目より下の見えない部分）に付着している歯垢や歯石を取り除くもの。昨今では超音波や圧縮空気を用いたスケーラーもあり、かなりしつこい歯石も取れるようになりました。

深い歯周ポケットの奥に付着する歯石は、麻酔を行い特殊な器具で除去します。それでも取れないほど進行している場合、麻酔管理の下で歯肉を切開し、目で確認しながら根の部分にこびりついている歯石などを取り除いて縫合するという簡単な手術も行われます。

しかし、これらは歯周病にかかってしまったあとの「治療」になります。大事なのは、歯周病にかからないようにすること、そのためには、毎日の自己管理が最も効果的です。これを「セルフ・プラークコントロール」といいますが、この毎日のケアに加え、プロフェッショナルによる定期的な歯の周りの深い溝のクリーニングとかみ合わせチェックを受けることが、歯周病予防のために非常に有効なのです。

このようにむし歯や歯周病を未然に防ぐために注意することを「リスクコントロール」と呼び、欧米では早くから取り組まれています。むし歯や歯周病にかかるリスク、つまり生活習慣や食べもの、ブラッシングの方法などを一つひとつ確認して、きちんと対処することで歯周病を防ぐのがリスクコントロールなのです。

セルフ・プラークコントロールは、歯科衛生士の指導による正しいブラッシングを守り、フロスや歯間ブラシなどを用いて歯間清掃をきちんと行えば、ほぼ満点です。プラークを完全につかないようにすることは不可能ですので、ついたときに的確に取り除くことができれば問題ありません。正しい方法を守ってさえいれば、歯周病は予防できるものなのです。

噛み方とかみ合わせのバランスを見直す

歯周病ケアで重要なのは、歯周組織の周りにすみ着く歯周病菌の除去と歯肉の健康力アップ、そしてかみ合わせのバランスです。これは歯周病のリスクを高めてしまう理由の一つともいえます。

歯周病は菌が起こすものなのに、なぜかみ合わせのバランス？　と、思うかもしれませんが、歯並びやかみ合わせが悪いと、食事などで一部の歯に負担がかかりがちです。そのため歯が揺さぶられて歯と歯、歯と歯肉の間にすき間ができ、プラークが侵入しやすくなるのです。プラークは歯周病菌の巣窟ですので、菌が吐き出す毒素が歯肉を攻撃します。

さらに、かみ合わせが悪いと歯周組織の血行不良を起こしやすくなり、免疫力が下がるため、歯周病菌がすみ着きやすい環境になることも歯周病を悪化させる原因です。

こうした理由から、かみ合わせのバランスが悪いのも歯周病を引き起こすため、定期的にチェックする必要があるのです。自分は子どものときから歯並びがよかったので、かみ合わせに問題はない、という人もいるでしょう。しかし、歯並びとかみ合わせは同じ意味ではなく、歯並びがいいのにかみ合わせが悪いという人もいますので気をつけてください。

さらにかみ合わせは年齢と共に変化するものです。人間の歯は加齢に伴ってすり減るものです。とくに奥歯がすり減って低くなると前歯に負担がかかり、外側に押し出されて前後にズレるガタガタの叢生になったりします。昔はきれいだったのに、年を取って急に出っ歯になってくる人がいますが、原因は歯の咬耗《こうもう》（上下の歯がかみ合うことによって歯が削れること）によるものもあるでしょう。

また、日常的に食いしばりがちの人や噛む力が強い人、歯ぎしりをする人などは、かみ合わせがズレやすく、やはり歯周病のリスクが高まります。食いしばりや歯ぎしりの癖はストレス度の高い人に多くみられますので、上手な解消法を身につけてできるだけ歯に負担がかからないよう心がけてください。

実はこのかみ合わせを原因とした歯周病は意外と多く、似た症状に「咬合性外傷」と呼ばれるものもあります。咬合性外傷は歯周病菌が原因ではありません。しかし、歯ぎしりや食いしばりによって歯根膜や歯槽骨にダメージを負うことで、歯がグラグラ揺れる、ものを噛むと痛む、歯肉が腫れるなど歯周病とまったく同じ症状が現れるのが特徴です。

歯根と歯槽骨の間には、クッションの役割を果たしている歯根膜があり、この二つの組織をつないで歯を支えています。しかし一定の歯に過剰な負担がかかると、歯根膜を流れている血管がダメージを受け、歯根膜の組織が壊れていきます。歯根と歯槽骨をつなぐ歯根膜が破壊されると歯槽骨にも負担がかかって壊れるので、歯周病のような症状が現れるのです。

生活習慣病とストレスを改善すべし

歯周病にかかりやすいリスクとして、食習慣や喫煙も挙げられます。たとえば食習慣では、甘いものは歯垢がつきやすくなりますし、多数回噛む必要のない軟らかいものばかり食べていると、口の中を浄化させる唾液も少なくなり、顎の骨も弱くなって歯周病を悪化させることにつながります。また喫煙習慣があると抵抗力が弱くなるため口の中の細胞が壊れやすく、歯周病にかかりやすくなります。

それだけでなく、不規則な食生活や栄養バランスの悪い食事は、肥満や糖尿病などを発症させやすく、ストレスを上手に解消できないと免疫力も低下します。

歯周病をたかが歯の病気と思っていませんか？　確かに口腔病ではありますが、それだけではなく、全身のさまざまな病気と深く関係していることがわかってきていますので放置は禁物です。歯周病の予防は、糖尿病や高血圧などの生活習慣病の予防にもつながりますし、その逆もあるのです。

糖尿病になると免疫力が下がって歯周病菌に対する抵抗力も弱まるうえ、口の中が渇きやすくなるので、唾液のもつ浄化作用が低下します。逆に歯周病が進行した場合、血糖をコントロールするホルモンであるインスリンの働きが悪くなり、糖尿病の症状も進行することが明らかになってきたと報告されています。糖尿病と歯周病は相関関係にあるといわれており、どちらにも罹患している場合は同時に治療を進めていかないと治りにくいようです。

また、高齢者などの誤嚥性肺炎は口腔内細菌が原因といわれ、高血圧や動脈硬化も、歯周病菌が出す毒素で悪化すると考えられています。ほか、毒素が血液中に侵入して全身を回り、心臓病や脳梗塞の発症、妊娠中の人は歯周病菌が胎児の成長に悪影響をおよぼし、早産を引き起こすこともあります。もはや歯周病は口だけの病気とはいえないのです。

さらに、精神的な抑圧も歯周病とのかかわりが指摘されています。人は強いストレスを感じたり、緊張状態におかれたりすると、つい歯を食いしばってしまうものです。そのため、ストレスをためやすい人、緊張しやすい、我慢強いなどの傾向がある人は、無意識に歯ぎしりや食いしばりの癖をもつことが多いといえます。

次いで、強いストレス下にあると、口が渇きやすくなります。これはストレスにより、唾液の分泌量が減ってしまい、口腔内細菌が増殖しやすい状態であるといえます。

食いしばる癖があると歯や歯肉に負担をかけますし、口呼吸は口腔内を乾燥させて唾液の分泌を減らすので歯周病菌が増えやすくなってしまうのです。〝万病の元〟である歯周病を確実に予防、また治療していくためには、全身疾患のコントロールをしっかり行い、心身の状態を把握して、日ごろから体調管理を心がけることが重要になります。

歯周病と全身疾患の関係

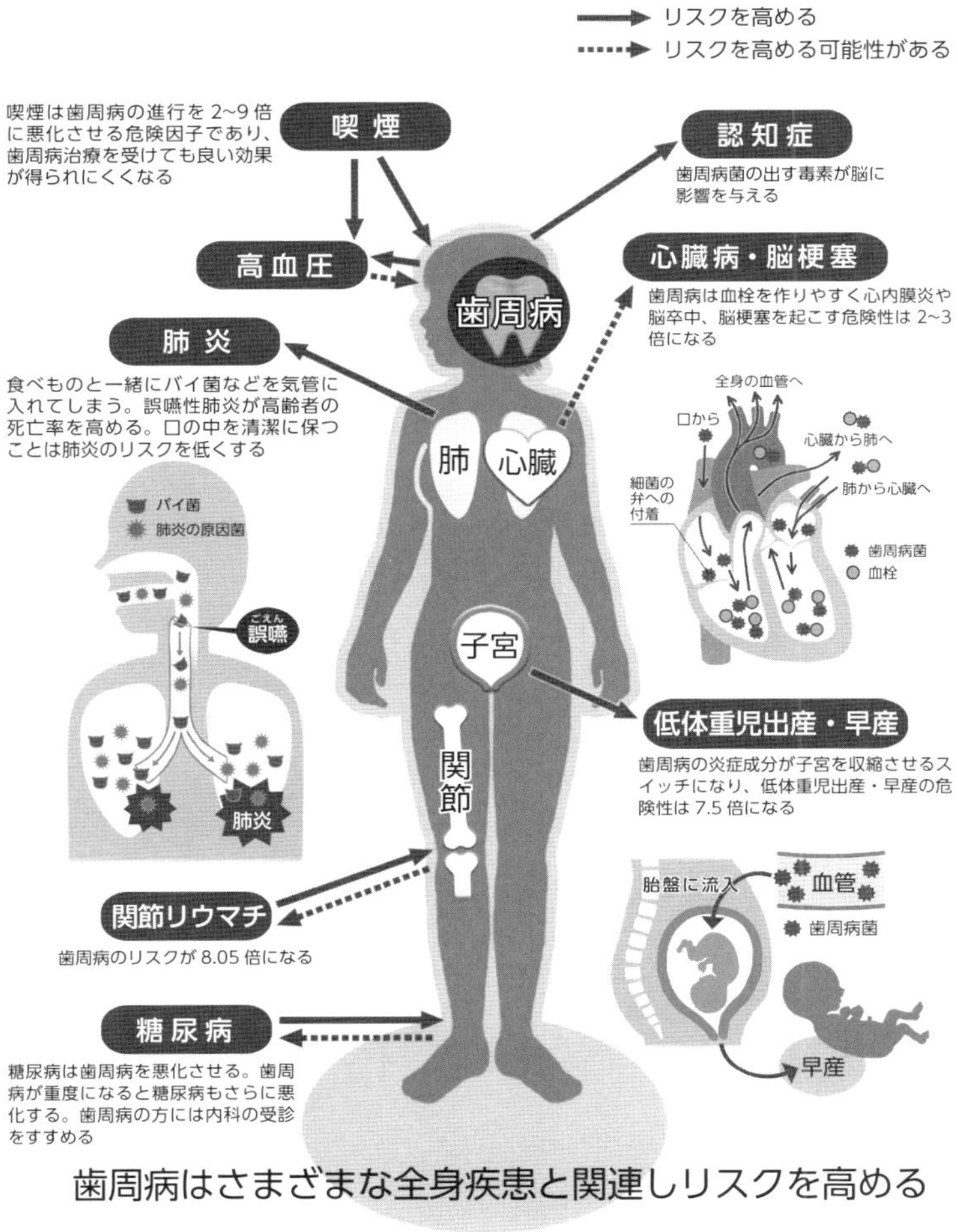

歯周病はさまざまな全身疾患と関連しリスクを高める

私がすすめる歯周病に効くブラッシング法

歯周病予防や改善には、正しいブラッシングを実践することが大切です。ブラッシングといっても実はさまざまな方法があるのですが、ここでとくに歯周病に効果があるブラッシング法を二つご紹介します。

歯肉指圧マッサージ法（一般的にはバス法といわれている）

歯ブラシの動かし方より、歯や歯肉への当て方が重要になる方法です。ターゲットとするのは辺縁歯肉と歯周ポケットの溝で、ここに毛先を十分な時間当てることがコツ。上顎をみがくときは歯ブラシの毛先を上向きに、下顎をみがくときは下向きになります。そのまま、毛先で歯の表面を辿ると歯肉にぶつかります。歯肉にぶつかる感覚は手指に感じてわかりますので、鏡で見えない部分をみがくときに役立ちます。

歯ブラシは毛先ではなくヘッドを1～5㎜小刻みに動かせば、毛がしなるだけで毛先は動かない、理想的な電動歯ブラシの振動に似たみがき方ができます。ブラッシングの圧は痛くない程度でやや強めが理想ですが、歯肉が弱っている人は弱めにしましょう。

歯ブラシでみがける範囲は1カ所で2本の歯ですので、1カ所10秒くらいかけて丁寧にみがくと、全ての歯に最低でも5分はかかります。さらに臼歯や歯の裏側は難易度が高く、歯周病の歯があればさらに時間がかかるので、10分は必要です。

バス法の第一目的は、歯肉マッサージによる局所抵抗力の向上です。そのうえで、歯周ポケットの浅部1～2㎜の歯周病菌も除去するべく、毛先をポケットに入り込ませるイメージでみがいてください。

歯間つまようじ法

私も実践していて、絶対におすすめといえるブラッシング法です。学生時代に予防歯科講義で、歯ブラシだけで歯周病を治すという異色の渡邊達夫教授に教えていただきました。

歯肉炎は歯列の外側や裏側の歯肉の溝からではなく、まず歯間乳頭歯肉（歯と歯の間にある歯肉）から始まるので、初期のうちにしっかりマッサージしてコルと呼ばれる断面のくぼみをなくせば、歯周病の進行は防げるという考え方です。

このブラッシングはすき間のない方が行うと、時に出血や痛みを感じることがあり、実践するには専門家の指導が必要になります。しかし、上手に行うと歯槽骨の上、1～2㎜の厚みで歯肉が引き締まり、歯間がわずかに空いてくることがあります。

これは歯間ブラシの働きをもつ方法なので、健康な歯肉の方から、初期の歯周炎、進行中の歯周病で広い歯間ができている場合などにもマッチし、幅広く効果が期待できます。

歯周病に効くブラッシング法

歯肉指圧マッサージ法

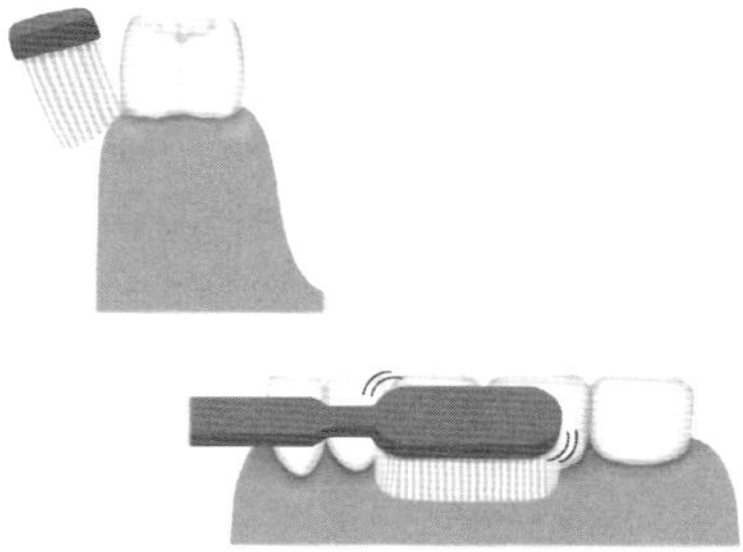

ヘッドの幅をすべて１度に当てるのではなく、片方の毛先のみが当たるように。毛先を当てたまま動かさずヘッドのみ小さく（5㎜以下）振動させる。毛先の向きは上の歯の場合は上向き、下の歯の場合は下向きに。

歯間つまようじ法

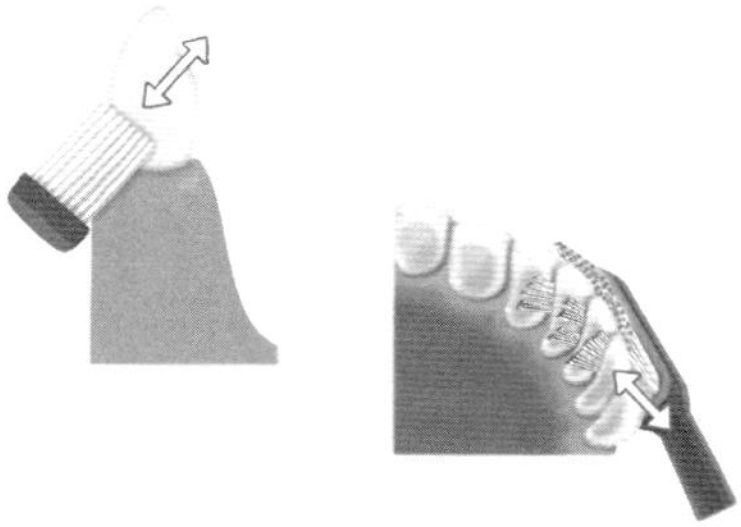

毛先の向きは上の歯の場合はやや下向き（30 ～ 40°ほど）、下の歯の場合は上向きに、つまようじを突き刺すイメージで歯間空隙に入れていく。

歯肉指圧マッサージ法も歯間つまようじ法もマッサージ効果による血行促進が大切です。出血しても痛みを感じなければ、圧を強くしてかまいません。出血は炎症のあるサインだと思い、マッサージを続けましょう。

コラム⑤　歯を失ったときに選ぶこと

むし歯や歯周病を悪化させて歯を失ってしまったとき、どうしますか？　よく、そのまま放置するとかみ合わせが悪くなるため、早めに人工歯などを入れるべきといわれます。しかし、非常識な歯科医の私は、患者さんの歯を抜けたまま放置することがあるのです。

びっくりされるかもしれませんが、本人が今すぐ困っていなければ放置しても問題はありません。たとえば、一番奥の歯は失っても食事や発音などにさほど不自由を感じません。こういう場合、患者さんが希望しなければ、無理に補なうことはせず経過観察します。

もちろん、放置した場合に生じるかもしれない問題点は事前に説明し、納得していただきます。放置する場合、抜けた歯の対合歯（かみ合う歯）が歯槽骨からどんどん出てきてしまい、歯が伸びて見えるようになることがあります。また、抜けた歯の隣の歯が倒れてきて歯並びが悪くなることもあります。これらを防ぐためには「マウスピース型リテーナー」がおすすめです。これは残っている歯列を保定して、抜けた歯のためにかみ合わせが崩れるのを抑えるために用います。

失った歯の機能を取り戻す方法はいくつかありますので、よく考えて選択しましょう。

ブリッジ	ブリッジをしっかりと固定できる歯が隣にある
インプラントを支えにしたブリッジ	ブリッジをしっかりと固定できる歯が隣にない場合、インプラントを入れて支えとして代用する
インプラント	①十分な骨がある ②十分な骨がない場合（＋骨を増やす外科処置）
部分入れ歯	成長途中のお子さんなどへの暫定的な使用が多い
ブリッジ	ブリッジをしっかりと固定できる歯が隣にある
インプラントを支えにしたブリッジ	ブリッジをしっかりと固定できる歯が隣にない場合、インプラントを入れて支えとして代用する
インプラント	①十分な骨がある ②十分な骨がない場合（＋骨を増やす外科処置）
部分入れ歯	支えにできる歯がある場合 金具のほか、磁石などで固定させる方法もある
インプラントを支えにした部分入れ歯	部分入れ歯を固定できる歯がない場合 インプラントを入れて支えとして代用する
経過観察	①短時間　不便を感じるようになったら (何もしない場合、歯が倒れてきたり、歯の移動を防ぐためマウスピースの装着が望ましい) ②長時間　改めて治療を選択する場合も

改めて治療を選択

あなたに合う治療法はどれ？

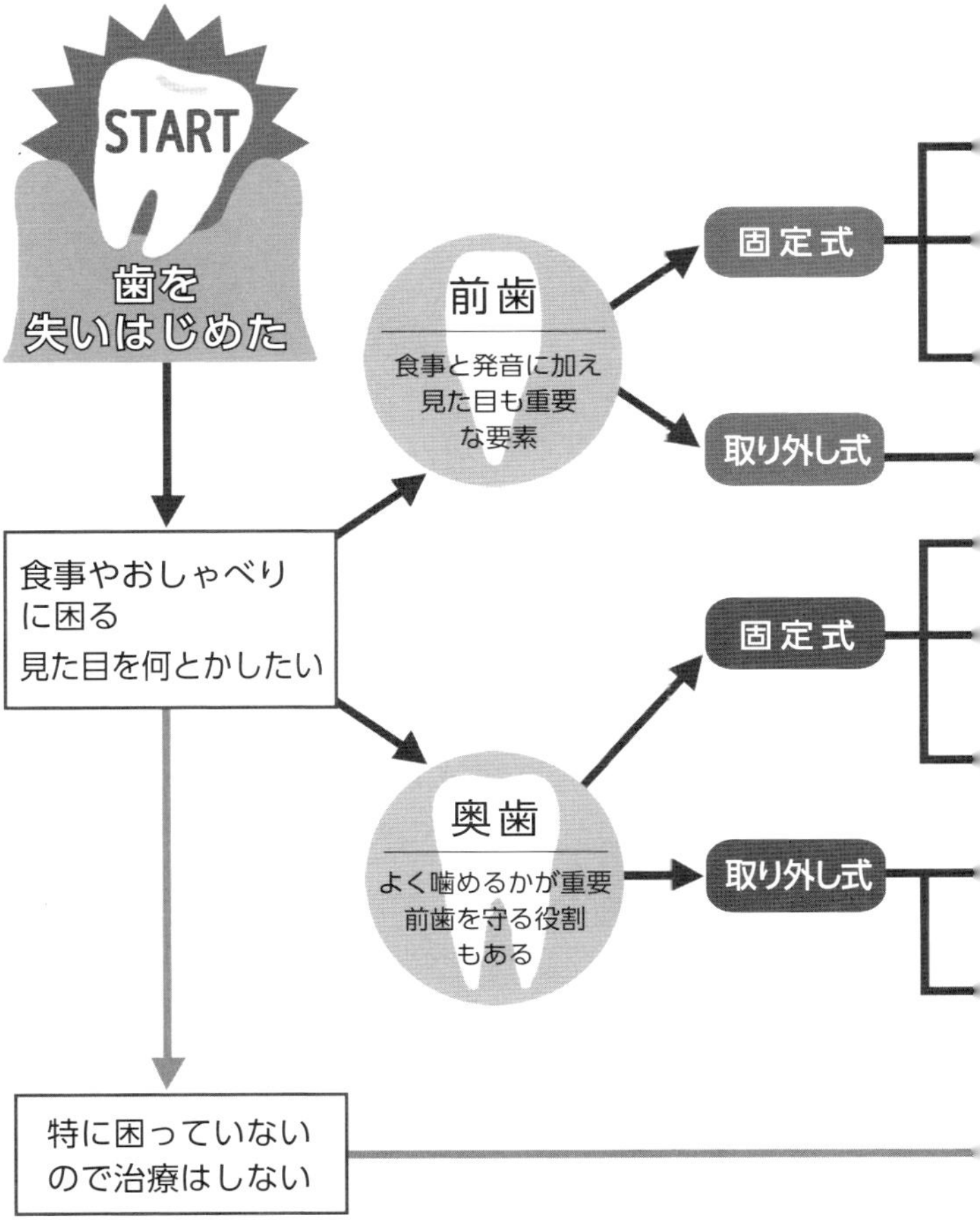

治療法の概要

	概要
ブリッジ	歯を失った場所にダミーの歯を入れるための繋がったかぶせ物。両隣の歯を橋の橋脚のようにして使用。かぶせ物を両隣の歯にかぶせてセメントでつけて固定する。 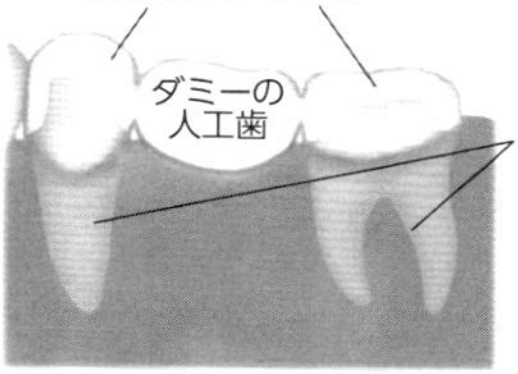
部分入れ歯	人工の歯がついたピンクのところを歯ぐきの上に乗せる。取り外し式の金属のバネを使うタイプや、磁石やインプラントを使って外れにくくするタイプなど種類はさまざま。 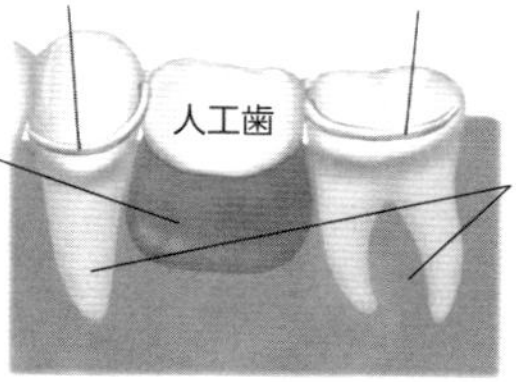
インプラント	チタン製のインプラント体を顎の骨の中に埋め込み、その上に人工歯をかぶせる。インプラント体と顎の骨ががっちりと結合するので、支えの歯が不要。 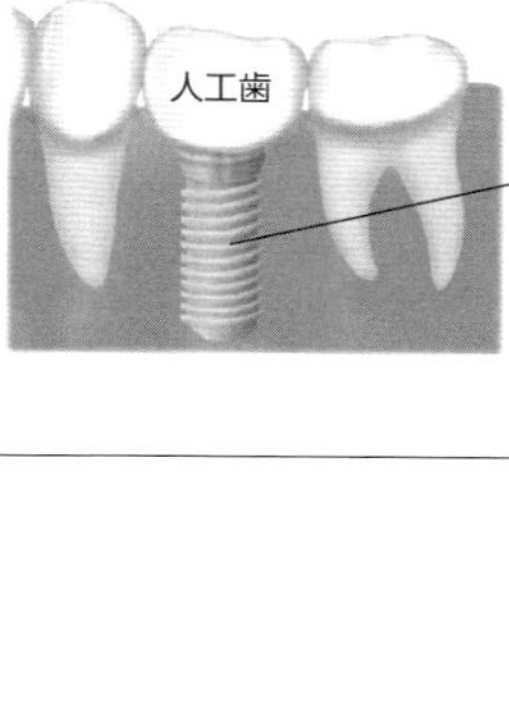

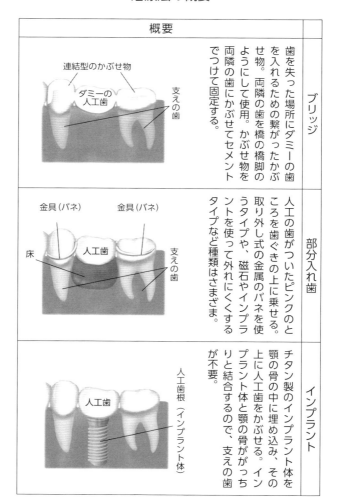

治療法の特徴

	メリット	デメリット
ブリッジ	①がっちり固定をしているので違和感が少ない ②審美性を重視したブリッジは自然な見た目に回復 ③噛む力が落ちにくい	①支えの歯の負担が大きくなる（支える歯が早く傷んでしまうことも） ②支えの歯を作るには歯を削る必要がある ③部分入れ歯よりも適応症例を選ぶ ④連結型なので汚れが溜まりやすく十分なケアが必要
部分入れ歯	①比較的費用や時間がかからない ②歯をあまり削らなくてすむ ③どの歯を失った場合でも治療ができ多くの患者さんに適応可能 ④取り外し式なのでお手入れが楽	①金具をかける歯に負担がかかる ②安定した部分入れ歯にするために器具をかける歯を削って形を整えることがある ③使い慣れるには時間が必要 ④噛む力がとても弱くなる ⑤治療後に調整が頻繁に必要なこともある
インプラント	①周りの健康な歯を削る必要がない（歯を一番長持ちさせる方法） ②残っている歯の負担を増やさない ③違和感がほとんどない ④噛む力が落ちにくい	①外科的な処置が必要 ②顎の骨が足りない場合、骨を増やす治療が必要 ③保険がまったくきかないため治療費が高価になりやすい ④治療期間が数ヵ月と長期になりやすい

※何もしない場合、長期的に放置をすると両隣の歯が倒れたり移動が起きたりするので、それを防ぐために1日数時間マウスピースをつけるようにしましょう。

第4章　咬合病予防

ＴＣＨとは

かぶせ物や歯が割れる本当の原因

歯の病気というと、むし歯や歯周病が代表的ですが、近頃、現代人に増えていることで問題になっているのが「咬合病」です。これには食いしばりや上下の歯を持続的に接触させるかみしめ（Tooth Contacting Habit）、略してＴＣＨと呼ばれる癖も含まれます。食いしばりやＴＣＨは、歯に大きな負担を与えるよくない習慣です。たかが歯をかみしめているだけと思うのは大間違い。専門的には歯列接触癖といい、ＴＣＨが続くとやがて歯や顎から始まり、体のあちこちにさまざまな悪影響をおよぼすものなのです。

ここで「衝撃」の事実をお教えしましょう。

実は、歯は衝撃に非常に弱いのです！

歯の表面の組織であるエナメル質は、人体の中で最も硬いといわれています。しかしこれは陶器やガラスと同じでビッカース硬度が高いだけなのです。ビッカース硬度とはものの硬さを示す尺度の一つで、とがったものを押しつけたときの傷の大きさで判断されます。

エナメル質はこのビッカース硬度が高く表面のひっかき傷には強いのですが、鉄のような粘りのある硬さがありません。そのため、強い衝撃を受けると簡単に割れてしまうもろさがあるのです。

歯科医院にはよく、かぶせ物や歯が割れたといって飛び込んでくる患者さんがいますが、こういう人たちの多くは、継続的に歯にじわじわと圧をかけ、緩慢な衝撃を加えていると考えられます。

もともと歯根と歯槽骨の間で両方の組織をつないでいる歯根膜や、歯の中にある歯髄は長時間の力に弱いものです。歯並びを治す矯正治療はそういう性質を利用し、歯根膜を圧迫したり牽引したりと弱い力を長い期間かけて歯を動かす方法です。

ということは、食いしばりなどの強い力でなくても、ＴＣＨで持続的に弱い力をかけ続けると歯は移動してしまうわけです。そのうえ、その力が強いものになると歯槽骨は破骨細胞によって過度に吸収が進み、歯周病と同じように歯がぐらぐらしたり、詰めものが取れたりする原因になります。また、歯の神経を興奮させて過敏症を起こすこともあります。

さらに、ＴＣＨは歯と歯肉の境目に上からの圧力がかかって根元が欠けてくる楔状欠損を生じさせ、これが知覚過敏の原因にもなるのです。かぶせ物や歯を壊し、知覚過敏などの症状を引き起こす可能性が高いＴＣＨは、日ごろの食事の仕方やちょっとした工夫で防ぐことができます。

まずはメカニズムをよく理解し、適切な予防法を実践して歯の健康を守りましょう。

リラックスした顎とTCHを起こした顎

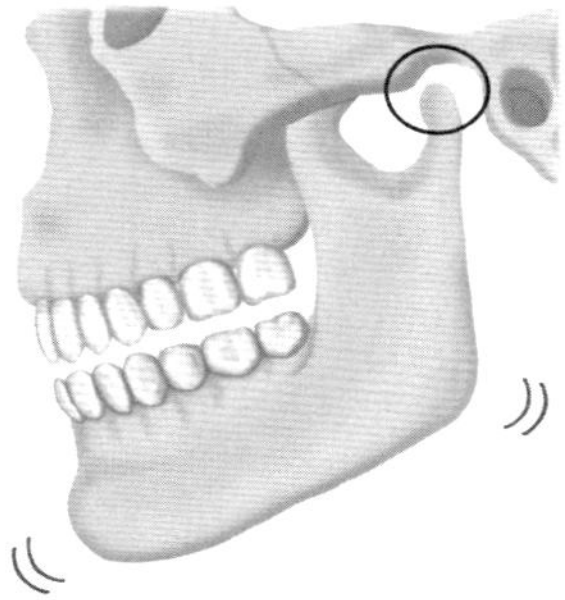

リラックスした顎の状態

顎に過緊張のない理想的な状態。何もしていない無意識化では、上下の歯はほんの少し離れている。

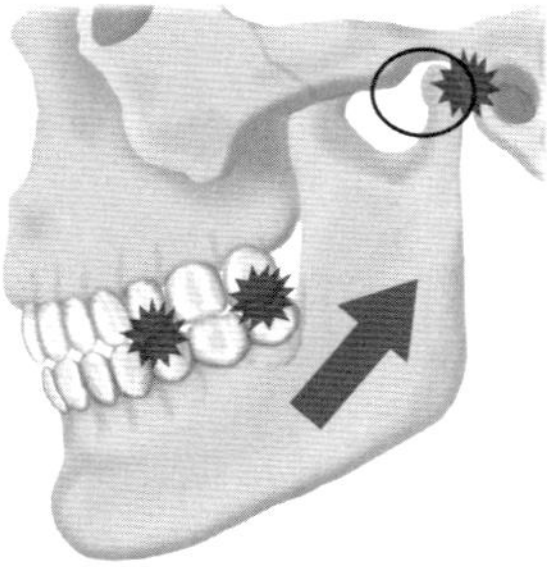

ＴＣＨを起こした顎の状態

顎関節症またはそのおそれのある状態。何もしていないのに上下の歯がふれ合い、無意識のうちに過度な緊張が顎関節と歯に負担を与えている。

自覚のないかみしめ、ＴＣＨは歯への八つ当たり

歯やかぶせ物が破折する原因の一つに、食いしばり、そしてＴＣＨが挙げられます。上下の歯はいつもかみ合っていると思っていませんか？　しかし、１日３回の食事時間を含め、歯がかみ合う時間はトータルでせいぜい20分が平均といわれています。

この時間以外に行っている上下の歯の接触、いわゆるＴＣＨは歯の健康を大きく損なうものとして近頃、問題視されている癖です。

食いしばりは、スポーツや力仕事などでぐっと力をこめたときに行うことが多いのですが、99・３％の人にみられるといわれるＴＣＨは、パソコン作業や車の運転、家事など、長時間にわたる「ストレス」と「集中」の状態で生じるものです。

この場合、それぞれの作業に夢中になっているときに起こるので、無意識で気づきにくいのが特徴です。たとえば仕事で追い込まれているとき、対人関係で緊張状態を強いられているとき、またデスクワークなどで集中しているときにもみられる症状です。

ではなぜ、ストレスや緊張でＴＣＨが出てしまうのでしょう。

人はストレスを感じると、自律神経の活動のための交感神経が働き始めます。たとえば何かから逃げるために走るとき、交感神経が優位になっていないと瞬発力が出ません。そのため緊張するような場面に出くわすと、交感神経が活性化して心拍数が上がり呼吸が速くなり

ます。交感神経は体全体の筋肉を緊張させますので、口の周りも同じように緊張し、知らず知らずのうちに歯を合わせてしまう状態になるのです。

しかし、逆にそのストレスに耐えるため、無意識にぐっと食いしばってしまうという考え方もあります。この場合、心の緊張を何かに変えて解消しようとする行為で、上下の歯をカチカチ合わせたり、強くかみ合わせてぐりぐりと横に動かす歯ぎしりをしてみたり、ぐっと食いしばることでごまかしたりします。要するに歯に八つ当たりしているわけです。

もちろん、八つ当たりの自覚はありません。しかしこれは歯への虐待と同じで、確実にエナメル質や歯根膜、顎の骨などに負荷をかけ、じわじわと傷めているのです。

ＴＣＨはいずれ歯をボロボロにしますし、体への影響も少なくありません。これを防ぐには、まず日常的に歯をかみ合わせないように気をつけることも大切ですが、ストレスを緩和し、上手に解消する方法を身につけることが一番です。

また、睡眠中は管理ができないので、ＴＣＨや食いしばりを防ぐマウスピースを装着すれば歯への負担を和らげることができます。

まずは日常的なストレス源を探し、どんな風に解消すればいいか解決策を見つけ、さらに物理的に歯への負担を軽くする方法を実践することをおすすめします。

どうか自分の体に八つ当たりするようなことは避け、大事に守ることを心がけてください。

歯冠・歯根の破折原因

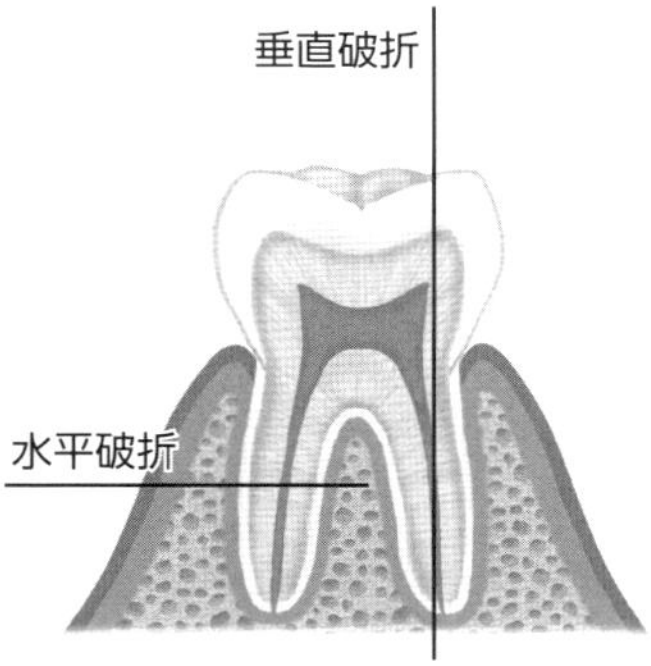

歯の上部である歯冠や、根の部分の歯根、またはかぶせ物が割れたり欠けたりする原因には、神経を取ったため歯がもろくなることや、けがなどもある。しかし、食いしばりやＴＣＨなどで歯の根に弱い力を与え続けた結果、歯に過大な負荷がかかることも大きな要因と考えられる。
また、破折のパターンには垂直破折と水平破折がある。
水平破折は、事故や殴られた外傷によることが多く、垂直破折はTCH や食いしばりでよく生じる。

日本人に多いそのわけ

ＴＣＨはとくに日本人に多くみられる疾患だといわれています。その理由はおそらく、日本人特有の生真面目さにあると考えられます。日本人の多くは物事を真正面から受け止め、真面目に取り組む性質があります。遅刻や忘れものをしない、期日を守る、人の目を気にし、他人との関係にも気を配る、自己中心的な態度は控え、実直に頑張るなど、もちろん個人差はありますがおおむね、こういう姿勢の人でまとまっているのが日本です。

それゆえ、ストレスを抱え込みやすい国民性で、精神疾患や過労死が目立つのだともいえます。また昨今は、長引く不況によるリストラ、ブラック企業やパワハラなどが話題となるほどストレス社会となっており、ますます私たち日本人を追い詰めているようです。

ストレスは自律神経を乱し、ホルモンの分泌もおかしくします。呼吸や脈拍、血圧などが乱れ、不眠や食欲不振などの諸症状が起こり、長引くと心身症を引き起こすこともあります。ストレス下にある人は、さまざまな抑圧に耐えて心の平静を保とうとするあまり、体に力が入り、ＴＣＨを起こしてしまいます。これは一種のストレス解消ともいえます。

日本人に食いしばりやＴＣＨの症状をもつ人が多いのは、生真面目さや集中して頑張るような性質があだとなり、ストレスを感じやすいことにつきるでしょう。そのため無意識のストレス解消法としてかみしめたり食いしばったりしているのです。

また、ぐっとかみしめなくても、パソコンや細かい作業などに集中しているとき、無意識に上下の歯をくっつけてしまうというＴＣＨの癖が起こります。

患者さんで多いのは、このかみしめ癖で歯や顎に負担がかかり、首や肩にまでトラブルを抱えているケースです。若い女性でひどい肩こりや首のこりに悩んでいるような人は、多くの場合、かみしめ癖をもっています。

こういう人は歯を診るとすぐわかります。エナメル質の表面にルーペで何となく見えるくらいの細く薄いヒビが入っていると、たいていはかみしめや食いしばり、あるいは寝ている間に歯ぎしりをしている人です。長い時間、ゆっくりと歯に負荷をかけ続けてきた結果、表面の硬いエナメル質がもろくなり、亀裂が入ってしまうのです。

たとえばかぶせ物がすぐ外れたり割れたりする人は、ＴＣＨを疑って1度きちんと診査を受けてみることをおすすめします。早いうちに適切な予防法をとれば、改善できますし、歯の健康を守ることにつながります。真面目で実直なことは決して悪いことではありませんが、ときには緊張から心身を解き放ち、リラックスすることも大切です。

日本人はこうした心の切り替えが下手な人が多いので、ついつい食いしばって耐えてしまっていますが、たまには緊張をゆるめ、ストレスと上手なつきあい方をしてみましょう。

ストレスの解消法を挙げますので参考にしてください。

休養をとる

心身の疲労がストレスを助長するので、まずは休むこと。食生活にも気をつけて、しっかり睡眠をとることが大事です。寝室の環境を整え、寝る前に大きな音で音楽を聴いたり、テレビやパソコン画面を見たり、スマホをしたりするのは避けます。

リラクゼーション

心身の緊張をほぐし、自律神経を整えるためのリラクゼーションを試すのもおすすめです。呼吸法やヨガ、軽いウオーキングなどもよいでしょう。アロマテラピーや森林浴、静かな音楽、マッサージを受けるなど、自分の気持ちに添いそうなものを探してみてください。

娯楽

非日常的な楽しみを見つけ、実行して日ごろのストレスを解消しましょう。心の切り替えには日常とまったく別な場所に行き、違うことをするのが一番です。好きな趣味があればそれを楽しみ、気の置けない友人と会うのもよし、一人でカフェや映画を堪能するのもよし。心の旅をする気持ちで、自分の心が切り替わるものを見つけてみましょう。

事故や筋肉痛、腰痛など体の痛みも要因

歯を接触させるTCHの原因に、ストレスによるものが多いというのは確かですが、ほかにも要因となるものがいくつかあります。事故に遭い、足をけがした人やヘルニアの人で松葉杖を使用している場合、筋肉痛や腰痛を抱えている人、慢性的な肩こりをもっている人など、体の一部に痛いところがあるとTCHを生じやすくなるのです。また、けがや手術後のリハビリもTCHを引き起こすことがあるとわかっています。

この事実は、まず松葉杖を使用するという不自由さに加え、足などに疼痛があるということが関係してきます。さらに筋肉痛や腰痛、リハビリなど、体に痛みを感じる状態にいる人は、自然に筋肉に力が入るものです。筋肉というものは、筋膜で全身が線路のようにつながっています。これをアナトミー・トレイン（筋膜ライン）と呼ぶのですが、そのため、足にゆがみがあると頭のほうまで影響して、頭痛や肩こりが始まるということも起こります。

同じメカニズムで腰痛や筋肉痛などがあると自然と顎の筋肉にも力が入り、歯を食いしばる癖が出てしまうのです。TCHはじわじわと歯や歯肉に負担をかけ、やがてエナメル質の亀裂や歯根の破折を引き起こすという、ある意味、厄介な疾患です。

また痛みそのものが大きなストレッサーでもありますので、腰痛などの痛みを抱え、常に

我慢しているような人はそれをごまかすため、つい歯をカチカチ合わせたりぐっとかみしめたりして、ＴＣＨのリスクが上がると考えられます。

リハビリ中の人はいうまでもなく、機能を取り戻すために痛みをこらえてつらい動作を繰り返さなければなりません。人は体に力をこめるとき、どうしても歯を食いしばってしまいますので、リハビリなどで毎日、力を入れたり痛みをこらえたりしなければならない人は、やはりＴＣＨになりやすいといえるのです。

ＴＣＨは力を入れて歯を食いしばるものとは別の症状で、ただそっと上下の歯を合わせているだけのものです。通常、人が力をゆるめているとき、顎の筋肉もゆるみ、歯は軽く開いているものです。

しかし何かに集中して作業しているとき、心に抑圧感を覚えているときなどは、知らぬ間に歯を合わせてしまうことがあります。痛みに耐えるのもこれと同じで、そのことに気を取られるあまり自然に顎の筋肉に力が入ってしまうのでしょう。

上下の歯が合わさるとき、顎にある咀嚼筋が働きます。つまり歯をずっと合わせていると、この筋肉をずっと働かせていることになるのです。それがＴＣＨにかかわるさまざまな障害をもたらし、体にまで悪影響をおよぼすことにつながっています。

頭痛、めまいに始まるプチ症状

顎の筋肉に休みなく持続的な負担をかける食いしばりやＴＣＨなどの咬合病は、顎や歯の周辺はもちろん、全身にもよくない影響をおよぼします。最初は小さな負担でも、それが長く続くと、積み重なって大きな障害を引き起こすことになるのです。

とくに患者さんでよく見る症状に頭痛やめまい、肩こりといった日常的なプチ症状があります。鎮痛剤を飲んでもなかなかすっきり改善しないと訴える人も少なくありませんが、それもそのはず。根本の問題点を改善しないまま、いくら痛み止めを飲んでも治るはずがないのです。一時的に楽になっても、またすぐ不快な症状が始まりますので、いつまで経っても体調はよくなりません。

ではなぜ、歯を合わせ、かみしめたりすることで肩こりや頭痛が起こるのでしょう。それは「筋肉の緊張」からくる症状といっても過言ではありません。

顎の咀嚼筋は何もしていない状態だと、ゆるんでいますので上下の歯は２〜３㎜ほど離れているものです。接触するのは、会話や食事のときだけに限られ、１日のトータルは約20分程度です。これは先にも説明しています。この歯と歯があいている状態を「安静位」といい、通常はこの状態でいることがベストなのです。

なぜなら口を閉じて歯を合わせるのは、咀嚼筋が働いて顎の骨を動かしていることになるので、歯が接触している間はこの筋肉がずっと働き続けていることになります。筋肉が休みなく働き続けると、やがて疲労してきます。筋肉は全身でつながっていますから、顎の筋肉の緊張や疲労は一番近い肩や首に伝わって、血流も悪くなります。

筋肉の緊張や疲労などの刺激が、側頭に伝わると頭痛が起きますし、肩や首にいくと肩こりや首のこりという症状が現れるのです。顎への負担は、顎関節症の原因にもなるので注意が必要です。

しかし最も起こりやすい症状は、歯の周辺にあります。歯に負荷をかけ続けているので、エナメル質にヒビが入って欠け、詰め物やかぶせ物も割れてしまうという例は少なくありません。当院の患者さんでしょっちゅう、かぶせ物が取れたと受診する人がいましたが、これも仕事のストレスからくるTCHが原因でした。

TCHや食いしばりは歯がすり減り、歯槽骨が弱って歯を支えられなくなり歯周病のようにぐらぐらすることもあります。このほか、知覚過敏、むし歯や歯周病の悪化、歯が移動するなど、さまざまな障害をもたらしますので咬合病は早めに対処するべきです。

咬合病の症状

歯への障害	歯の摩耗、歯の破折、歯がしみる、噛むと痛い、歯並びの悪化（歯の移動による歯列不整）、出っ歯など
歯周組織への障害	歯周病（歯周炎、歯肉炎など）、歯槽骨の吸収、歯の動揺など
顎関節への障害	顎関節痛、開口障害、カックン音など
全身への障害	頭痛、肩こり、めまい、耳鳴り、倦怠感など
その他	舌痛症、むちうち症状、倦怠感など

ＴＣＨ自己診断法

頭痛や肩こりといった日常的なプチ症状から顎関節症、歯やかぶせ物が割れる、かみ合わせの違和感や舌痛症など、さまざまな不快な症状に見舞われるＴＣＨは、早めに自覚して対処する必要があります。

ＴＣＨの症状自体はなかなか自覚できません。しかし、チェックする方法がありますので日ごろからまめに観察して自分で「気づく」ようにすることが大切です。

ＴＣＨがあるかどうかは、まず自分の舌を鏡で見るとわかります。正常な舌はぷるんとしたきれいなタラコのイメージです。しかし、歯が常に接触している人は、舌に歯が押しつけられている時間が長いため舌先や舌の縁にギザギザした歯型が残ってしまうのです。同じように、頬の内側の粘膜を見てください。その部分にも歯が押しつけられると、白っぽい歯型が残ります。このように舌や頬粘膜を見ることで、ＴＣＨの可能性を探ることができます。

次に、ＴＣＨが長年続くと、歯に負荷がかかるためだんだんと歯の生えぎわ（歯と歯肉の境目）が欠けてきます。楔《くさび》を打ち込んだように削れるので「楔状欠損」と呼ばれますが、象牙質がむき出しになり、歯の神経である歯髄が近くになるため、冷たいものや熱いものがしみる知覚過敏の症状が起こりやすくなります。また、欠損のくぼみ部分には食べもののかすなどの汚れがたまるので、むし歯や酸蝕症にかかりやすくなります。

楔状欠損を放置するとくぼみが大きくなり、歯の根っこが見えてきて見た目が損なわれることもあります。もし知覚過敏などの症状が出てきたら、鏡でよく確認してください。楔状欠損があったらＴＣＨの可能性を疑い、専門的に治療している歯科医院を受診することをおすすめします。

ＴＣＨの概念は２００４年頃、東京医科歯科大学の顎関節症治療部で生まれた未だ新しい考え方ですので、適切な治療を受けるには、ＴＣＨをよく知っている歯科医師にかかることが大切です。

ＴＣＨがさらに進むと、歯が摩耗してすり減ったり、表面にヒビが入って割れたりします。また、長年の負荷による歯へのダメージで、かみ合わせのときに痛む、歯がぐらぐら揺れるなどのほか、歯槽骨にもダメージがおよんで歯が抜けてしまうこともあるので、安易に考えないようにしましょう。

簡単にわかる自己診断法をご紹介しますので、まめにチェックして自分の歯は自分で守るようにしてください。

☑ＴＣＨのセルフチェック

一つでも該当する項目があったら、ＴＣＨの可能性が高いといえます。１度、歯科を受診しましょう。

- □ 舌の先端や縁にギザギザした歯型がついている。
- □ 頬の内側の粘膜に歯の痕が残っている。
- □ 唇を閉じた状態で上下の歯を離すと唇も開く。
- □ 軽く歯を離す正常な状態に違和感がある。
- □ 口を閉じて上下の歯をつけると自然に感じる。
- □ 下顎の内側（前歯から４番目あたりの小臼歯）に骨の隆起がある。
- □ 上顎の外側や中央に骨の隆起がある。

ＴＣＨによる弊害症例

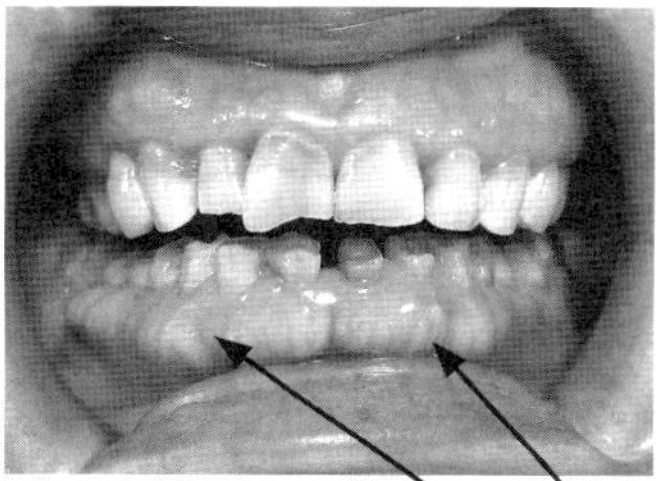

咬耗

上下の歯が接触して、徐々にすり減ってしまう状態。歯がすり減ってしまうと、白い硬いエナメル質がなくなり軟らかい黄色の象牙質が露出し、さらにすり減りやすくなり、知覚過敏も出やすくなる。本来のかみ合わせより低いかみ合わせになってしまい、顎に負担がかかり、顎関節症の原因の一つともなる。点接触が面接触になり、食べものを噛み切る力が低下し、歯への負担も増える。

歯に強い力が長時間かかり、歯槽骨が歯を支えようとするために生じる骨の異常増殖によってできる隆起。

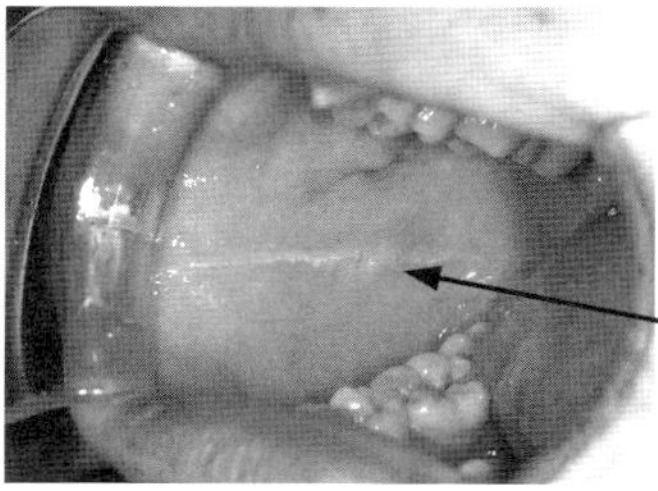

頬の内側に白く膨らんだ線がつく。

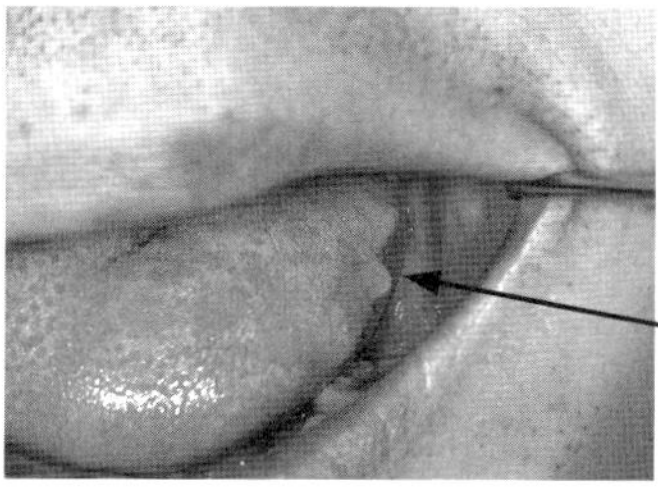

舌の横に歯型がつく。

ＴＣＨを防ぐために

歯と歯の当て癖をコントロール

歯や顎に負担を与え、さまざまな悪影響をもたらすかみしめ癖、いわゆるＴＣＨは改善や予防ができるものです。歯と歯を当てる癖は、正しいコントロール法を身につければ直すことができます。コツはきちんと自覚すること、そしてまめに歯を離すことに気づくような工夫をほどこすことです。あきらめずにまずは試してみてください。

ＴＣＨを防ぐために自覚することとは、歯を合わせたときに自分の顎の筋肉がどんな風に動いているのか、確認することです。まず、両手を広げて、親指を顎の角、中指でこめかみを触ってみてください。そしてそのままの状態で歯をカチカチ合わせてみましょう。こめかみには側頭筋、顎は咬筋があるのですが、それがしっかり動いているのがわかるはずです。

つまり、歯は食いしばっていなくても軽く合わせるだけで筋肉が動き、緊張しているのです。それをひっきりなしに行うと当然、筋肉疲労が起こり、関節痛などの弊害が出てきます。いかに筋肉が使われているかを理解することがＴＣＨ改善の第一歩になりますので、この「指で確認」は大切な作業です。

自分の状態を自覚できたら、次は「気づき」の練習です。日がな1日そばにいて歯の接触を気づかせてくれる人がいればいいですが、そんな暇な人はいませんので、ここは「張り紙」に教えてもらうことにします。言葉は簡単に、「歯を離す」「顎の力を抜く」「リラックス」など、目にすればはっと気づくようなメモを作ります。それを生活空間のあちこちに貼っておくのです。これは認知行動療法といい、物事を理解したうえで意識的に考え方や行動を変えていくという方法です。

たとえばトイレの前、パソコンの上、電話機、冷蔵庫、車のダッシュボード、柱、扉など暮らしの中で目につきやすい場所を中心に気づきメモを貼ってください。そしてメモに気づくたびに肩の力を抜き、意識して歯を離すようにしましょう。

コントロール法とはたったこれだけのことです。最初のうちはメモを見て、はっと思い出して歯を離すことを繰り返します。やがてメモを見なくても接触に気づいて、歯を離すようになります。いつも歯をくっつけていた人の場合、最初のうちは違和感があるでしょうが、慣れてくると歯を離していることが自然になってきます。

通常なら、このトレーニングを行い2～3カ月もすれば、歯が離れた状態が定着します。TCHがなくなった患者さんには、慢性頭痛や肩こり、腰痛などがすっきり改善した人もいます。

顎の痛みなどの症状も改善しますので、顎関節症などに悩む人はぜひ、お試しください。

ＴＣＨを防ぐには

ＳＴＥＰ１
側頭筋と咬筋に指を当てて上下の歯のかみ合わせ、筋肉や顎の関節に負荷がかかっていることを確認する。

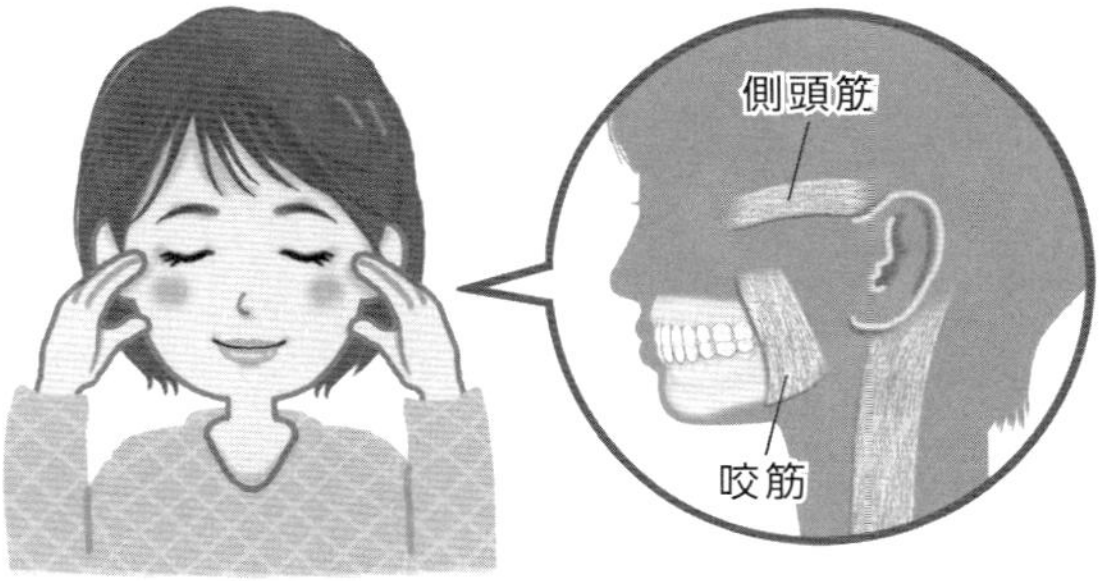

ＳＴＥＰ２
生活空間の目につくあらゆる箇所に張り紙をし、目にするたびに上下の歯を離し息を吐き出しながら全身の力を抜く。

ＳＴＥＰ３
ＳＴＥＰ１と２を繰り返し行っていると、徐々に歯の接触に気づくようになり、反射的に歯を離すことができる。

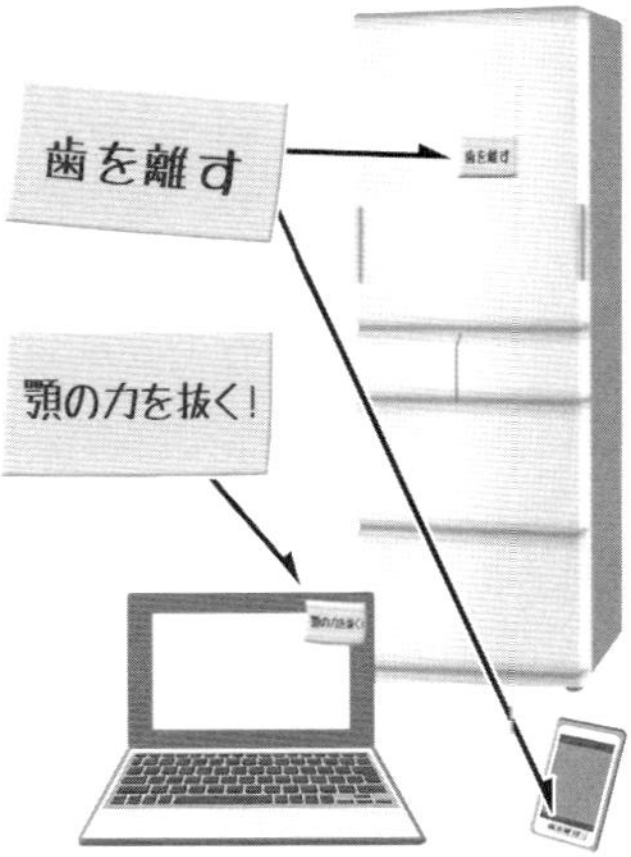

交感神経優位のまま寝てはいけない

ストレス過多の現代社会において、私たちは常に緊張を強いられています。そんな中でも気持ちを上手に切り替えて、リラックスする時間を大切にすれば心の平静は取り戻せますし、それが健康にもつながります。しかし、この切り替えがなかなかうまくいかないという人も少なくありません。

ＴＣＨはそんなときに現れる悪癖で、心の叫びともいえるものなのです。興奮したり緊張したりする場面に出くわすと、よく交感神経が優位になったという表現をします。人の末梢神経は、運動するときなど自分の意思で動かせる体性神経と、胃腸や心臓などの働きを司り、自分の意思ではコントロールできない自律神経に分かれています。

自律神経には、目覚めていて興奮や緊張しているとき活性化する交感神経と、眠っているときやリラックスしているときに働く副交感神経があります。交感神経が活発に働いているときは、全身の血管が収縮して血圧や心拍数が上がり、脳に血液が集まります。これはものを考え、体を動かせるような状態にするためです。興奮していなくても、緊張状態にあるだけで交感神経が働き、脳はせっせと活動していると思ってください。

そのため交感神経が活性化している状態で寝ると脳が休まらず緊張が続いて、顎の筋肉にも力が入り、ＴＣＨを誘発してしまうのです。起きているときは自分で歯を離す「気づき」

を行い、コントロールできますが、寝ているときはそれができませんのでいつの間にか歯が接触し、食いしばったり歯ぎしりしたりということも起こります。

交感神経は音や光などの環境によっても優位になりますので、睡眠時間の30分前には静かな状態を作ることが大切です。とくに音と光が両方重なり、視覚情報過多になりやすいテレビやスマートフォン、パソコン画面などを寝る前に見ると、交感神経が活性化してなかなか脳が休まりませんので気をつけましょう。

静かすぎるとかえって眠れないという人もいますので、そういう場合は、環境音楽やラジオなどを小さめの音で聞く程度の聴覚刺激ならいいと思います。また、アロマテラピーは香りの刺激が鼻から直接脳に届き、よい効果をもたらしますので、好きな香りを選んで試してみてください。

ゆったりした寝間着で低めの枕がおすすめですが、あまりこだわらず自分が寝やすい枕ならそれで大丈夫です。汗をかくほど激しい運動は交感神経を働かせますのでよくありませんが、寝る前に軽く体を伸ばす程度のストレッチはリラックスを招き、良質の睡眠をもたらしてくれます。しっかり睡眠をとると心身の疲労も癒されますし、自律神経のバランスが整ってストレスにも強くなることがわかっています。

このように生活習慣を整えることもＴＣＨ予防の秘訣といえるでしょう。

自律神経（交感神経と副交感神経）

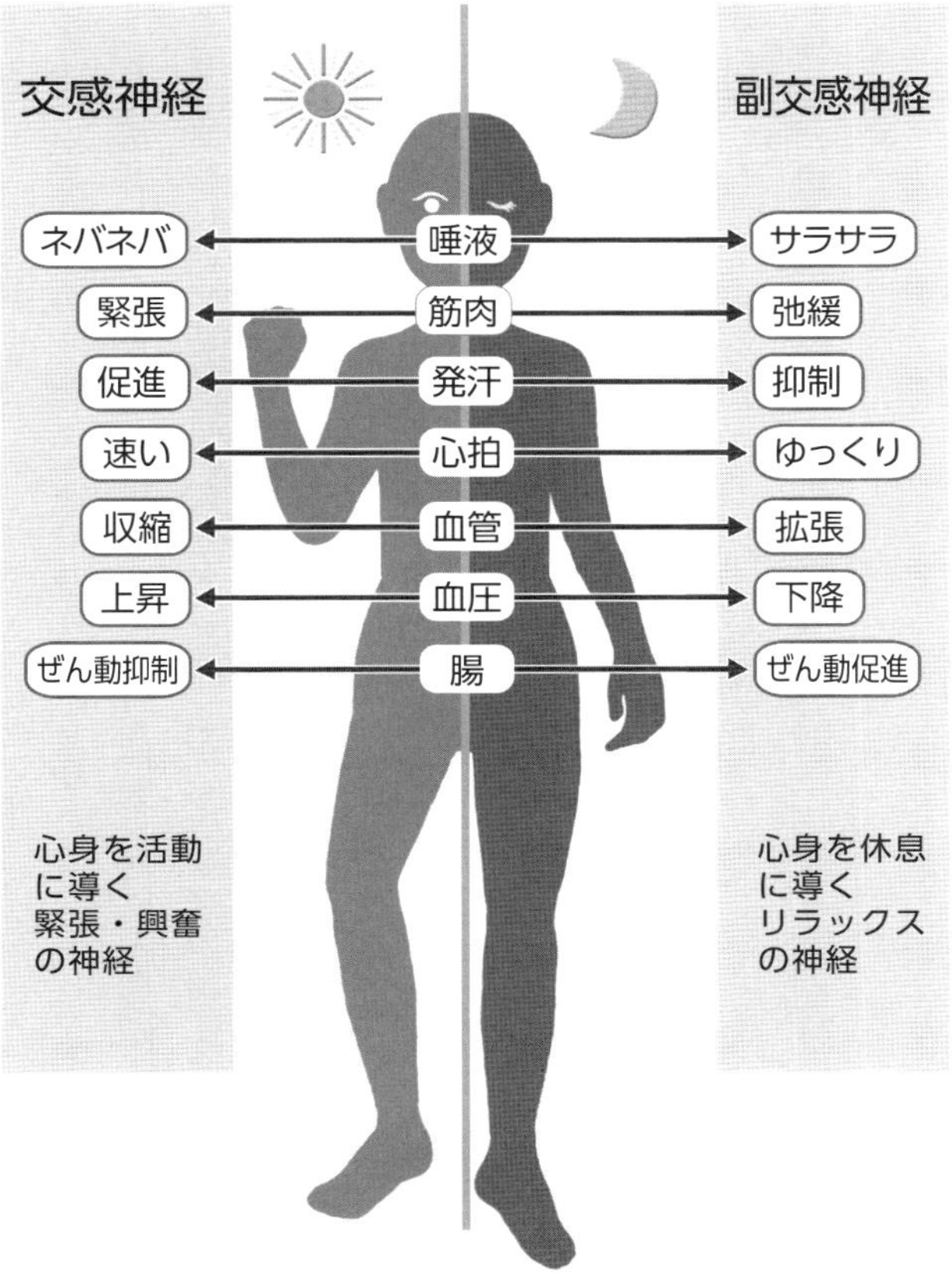

自律神経は、自分の意志とは関係なく、体の機能をコントロールしている神経ですから活動する、休養するという生活のリズム・習慣を整えることが大切です。同様にＴＣＨの予防にも、自律神経つまり生活習慣を整えることが大切です。

上手な咀嚼法（食事のかみ方）

咬合病を防ぐポイントの一つに、咀嚼法があります。食いしばりやＴＣＨなどの咬合病は、強い力による衝撃もそうですが、上下の歯を接触させるだけの弱い力を持続的に与えることでも起こります。歯に対する加圧は歯が欠ける、割れるなどの歯牙破折事故を招きかねません。これをできるだけ防ぐには、まず咀嚼運動の速度を下げてみましょう。

多くの人は食べものを口に入れると、いきなり大臼歯でしかも速いストロークでファーストバイト、いわゆる最初のひとかみをします。先にも説明しましたが、歯は衝撃に弱い組織ですから、食べものをいきなりフルパワーで噛むと大きな負担を与えてしまうのです。

これが結果的に破折事故を誘発します。「噛み方の理想」はよく一口30回といわれます。そこで私がすすめるのは、まず前奥歯（小臼歯）で10回ほどゆっくり噛み、少し小さくなったところで唾液をよく混ぜます。そして食べものが軟らかくなったところで硬い異物などがないことを確認したら、少しストロークスピードを上げてもいいので後奥歯（大臼歯）で10回ほど噛みます。最後に口全体で10回ほど噛むと、トータルで理想的な「一口30回」を実践することになるのです。

5～10回ほどで食べものを飲み込んでしまう人は、一口30回をなかなか受け入れてくれません。私自身も最初は、食事が前ほどおいしくなく、時間がかかってしまいました。しかし今では慣れて、少量で満足できるようになりました。ゆっくり噛んで食事している間に脳の満腹中枢に刺激が伝わり、たくさん食べなくても満足感を得られるようになるのです。

以前はとてもおいしい料理も、普通の料理もとにかくたくさん食べて早く満腹にすることが食事の満足だったのだな、と今では思えるようになりました。この一口30回を早食いの人に浸透させるには、食べものに対して急いで食べると砂が入っているかもしれないアサリや、骨のある魚のイメージをもってもらうといいかもしれません。

そういう食べものは、いきなり、奥歯で速いストロークで噛むようなことはせず、舌を動かして探りながら恐る恐る噛むはずです。自然のままの魚介類などをあまり食べなくなり、人工的に安全に管理されたファストフードを食べる傾向が強くなった現代人の弊害がこの早食いなのでしょう。

診察時にも入れ歯やかぶせ物を調整するとき、歯を噛んでもらうのですが、ストロークが速い人が多くみられます。最近では「ゆっくり噛んでください」と言うようにしていますが、それでも速い人は要注意だと思っています。

さて、あなたの噛み方はどうですか？　速くないですか？

ゆっくりたくさん噛むことは、肥満防止にもつながりますから、この機会に自分の噛み方を確認してみてください。

理想の30回噛み

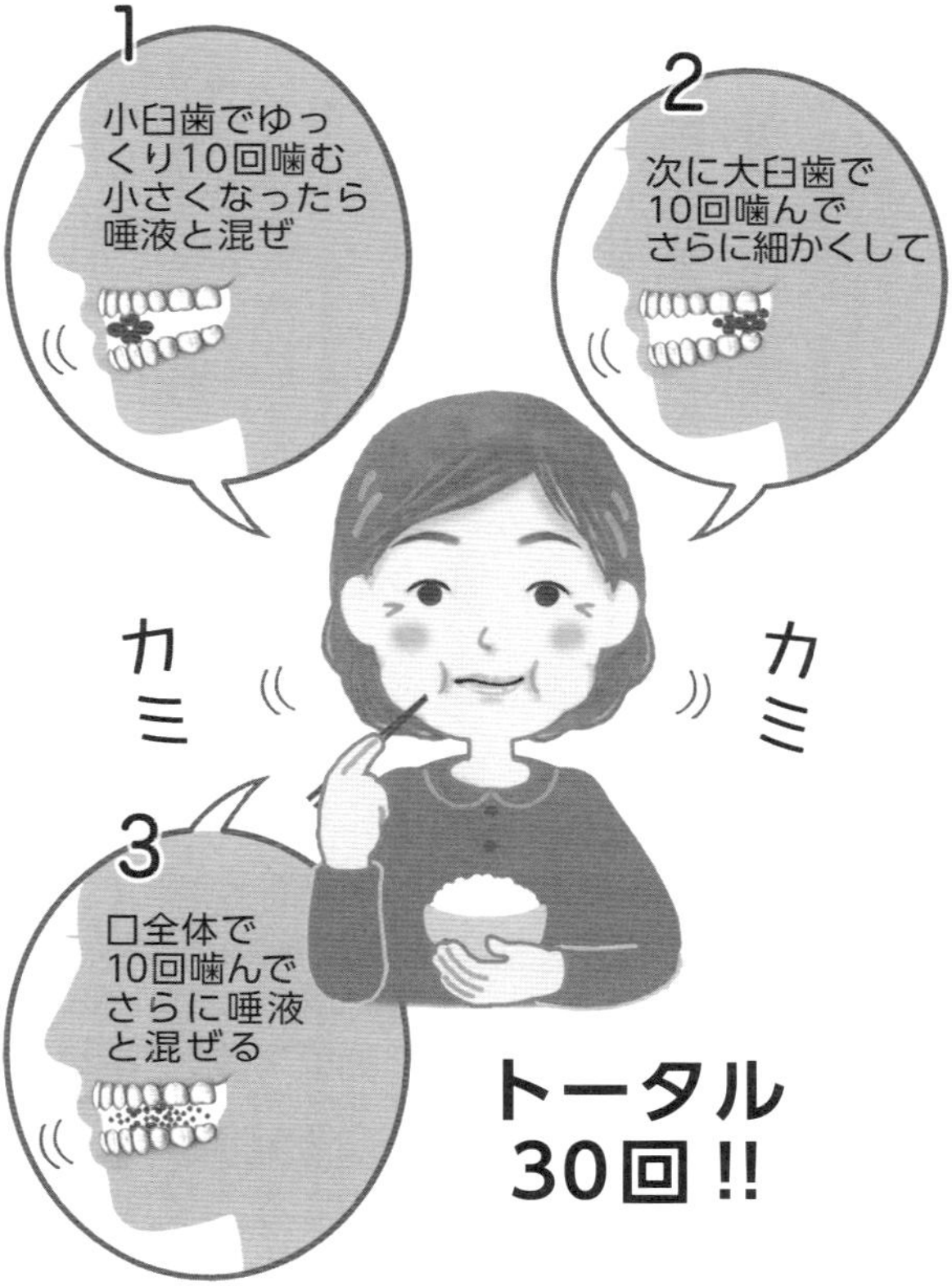
1
小臼歯でゆっくり10回噛む
小さくなったら
唾液と混ぜ
2
次に大臼歯で
10回噛んで
さらに細かくして
カミ
カミ
3
口全体で
10回噛んで
さらに唾液
と混ぜる
トータル
30回!!

ナイトガード（マウスピース）の有効性

上下の歯を接触させてしまうＴＣＨ、いわゆるかみしめ癖の予防法をいくつかご紹介してきましたが、夜寝ている間はどうしても気づくことができません。就寝中のかみしめは顎に過大な力がかかってしまい、大きな負担となるので要注意です。

こういう場合の対応策として生まれたのが「ナイトガード（マウスピース）」です。マウスピースはもともとスポーツをする人の間で普及し、重宝されていました。激しいスポーツでは、ぶつかりあいのとき、また筋肉に力を入れるとき強く食いしばってしまったときなど、歯が欠けたり割れたりするという事故がわりと頻繁に起こります。これを防ぐためにマウスピースを装着するのです。つまり歯を守る装具です。

そこで昨今では、就寝中にＴＣＨによる事故を防ぐナイトガードが登場し、多くの患者さんがこれを使うようになりました。これで歯ぎしりや食いしばりが減るのではなく、負荷で歯が削れたり割れたり、かぶせ物が取れたりするのを防ぐものと考えてください。

実は寝る前に「リラックス」の暗示をかけることはかなり有効です。朝、起きる時間にだいたい目が覚めるのと同じで、人は意外と暗示にかかりやすいので「上下の歯を合わせないようにリラックス」を自分に言い聞かせて寝ます。すると意外と翌朝、顎の調子もよくすっきり目覚めることができると思います。

それでも不安な場合、ナイトガードに活躍してもらいましょう。最近では市販のものが出回っていて自分で手軽に作れるようですが、これは避けてください。マウスピースは本来、各人の歯並びやかみ合わせに合った歯型で微調整しながら作り上げるものなので、最初に作った形状のまま装着し続けなければならない市販のマウスピースはかえって歯や顎に悪影響をおよぼします。また、歯科医院で作ったものより違和感が大きく、食いしばりやTCHがある方は余計にかみしめてしまうという悪循環に陥ります。

就寝中の歯を守るには、歯科医院できちんとしたナイトガードを作るのがおすすめです。ナイトガードを装着して寝ると、歯を守れるという気持ちが予防効果を高めるとともに、歯ぎしり音から家族の熟睡を守るという役割も大きいので、ぜひ試してみてください。

当院のナイトガードは、「歯を守るため」と「顎を守るため」の2種類に分けて作っています。顎の関節が傷んでいる人の場合、かみしめたときに顎の関節に負担がかからないようなナイトガードがあるのです。顎関節症の方にそれを用い、日中はリラックスを心がけ、入浴後や食後に軽いストレッチをしてもらいます。それを継続してもらい2週間後に診ると、口の開きがぐっとよくなっていました。

TCHや顎関節症など、患者さんのかみしめの傾向を診断し、有効なほうを選択していますのでより安心して使えるようです。

コラム⑥　噛み合わせと咬み合わせ

患者さんから「噛む」と「咬む」は違うのですか？　という質問を受けることがあります。一般的に、かむというと「噛む」の文字を使いますのでよく「噛み合わせ」とされますが、専門的には「咬合」なので歯科医師は「咬む」という言葉を好みます。

「噛む」はもともとの読み方が「かじる」というもので、噛むとはものをかじることになります。一方、「咬む」は食事とは無関係で、歯と歯をガチっと合わせて「咬み合わせる」ことを指すため、専門的に「咬合」というのです。

歯科医院でかみ合わせを診るとき、一般的には食事をせずそのままの状態でかみ合わせてもらいます。つまり、診療室では「咬み合わせ」を診ているわけです。

しかし咬合学にはさまざまな流派や考え方があり、これが完璧、というような絶対的咬合理論は誕生していません。患者さんも歯科医師も、目の前の咬合理論をもとに治療してみて、たまたまうまくいけば、その咬合理論が正しいものとし、うまくいかなければこの理論は間違いだったと否定してしまうのです。

つまりさまざまな理論を知っておいて損はありませんが、咬合理論は相性や気分に左右されることも多く、一つのことに固執してはいけない分野だといえそうです。

かみ合わせというと、前述した歯の接触癖「ＴＣＨ」が注目されていますが、これは歯を傷めるだけでなく頭痛や肩こりなど、全身に悪影響をおよぼすため早めに改善すべきものです。それほど、食いしばるのは体によくないことなのです。

スポーツ選手はよく、歯を食いしばることが多いので歯を傷めやすいといいますが、一流を超えて「超」一流のプロスポーツ選手になるとまた少し話が違ってきます。世界の誰もが認めるバスケットの神様といわれる「超一流」のマイケル・ジョーダン選手は、歯を食いしばらず舌を出しながらシュートするのがトレードマークになっています。

過度に食いしばるのではなく、リラックスしているときのほうが本来の能力を発揮できるという証拠でしょう。スポーツに限らず、コンサートや試験などのシーンでも緊張して臨むより、笑顔を見せて臨むとより良い結果が得られるといわれています。フィギュアスケーターの浅田真央さんも、笑顔で滑っていたときほどよい結果を見せていました。人は体の力を抜き、リラックスすると血流がよくなり、筋肉ものびのびと動き、頭の回転もよくなるのです。

よく「噛」むのはいいことですが、あまり「咬」まないで歯を大切に守ってほしいものです。

また、かみ合わせの治療として歯を削って調整したり、削ってかぶせてかみ合わせを変えたりする治療は「不可逆的治療」といい、元には戻せないリスクの高い治療方法です。成功すれば万事ＯＫですが、もし失敗した場合は患者さんに大きな弊害をもたらすことになってしまいます。

たとえば歯並びやかみ合わせの不具合は、ＴＣＨを長い期間続けたときに痛みなどの諸症状が出やすいハイリスク要因であることは間違いありません。したがって、かみ合わせや歯列を変える治療を無理に行うより、ＴＣＨのコントロールや食事、噛み方の指導のほうがより重要だと私は考えています。

実は白状しますと、これらの大切さをまだ認識していなかった若い頃、咬合治療をしてもうまくいかなかったという苦い経験があるのです。

歯は硬くてもろい組織です。その硬いもの同士である上下の歯で互いを傷つけ合わないことが、むし歯や歯周病の、そして次に歯を失わないための予防になることを覚えておいてください。

第5章　子どもの口からの病気予防

現代っ子に多い口呼吸

唾液が減り、むし歯の原因に

哺乳類の中で、口呼吸できるのは人間だけだということを知っていますか？　人間は空気が通る気管と、食べものを通す食道がつながっているため、口からも呼吸できるようになっています。口と鼻の両方で呼吸できるなんて便利なようですが、これは大きな勘違い。口呼吸には一文の得もありません。むしろ害のほうが大きいのです。

鼻の中は粘膜と毛で保護されています。外部から入ってくるほこりや病原菌は50～80％がここでブロックされ、奥へ侵入しにくくなっているのです。しかし、口呼吸をしているとダイレクトに汚い空気や病原菌が喉の奥へ入ってしまい、病気のリスクが上がります。

近年、口呼吸をする人が増えてきており、とくに子どもたちに顕著にみられるようになりました。これは病原菌が侵入しやすいだけでなく、歯の病気を引き起こす原因にもなるのでTCHと同じく注意すべき癖といえます。

口呼吸をしていると、通常なら唾液で潤っているはずの口の中がどうしても渇きがちになってしまいます。すると唾液腺がうまく機能しなくなり、唾液が減るので細菌はますます繁殖しやすくなるのです。

唾液には洗浄や殺菌、消毒ほかたくさんの優れた作用があり、口の中を常に浄化する役目をもっています。そのため唾液が減ると、口腔環境が悪化してむし歯や歯周病にかかりやすくなってしまいます。同時に口臭もきつくなるので人と話しづらくなります。

テレビやＤＶＤをボーッと見ているときのような一方的な受け身の状態にいる場合、口呼吸が生じやすいです。家族の方が注意したり、シュガーレスガムを噛みながら観賞させたりしましょう。

現代っ子の口呼吸は姿勢やかみ合わせのせいという人もいますが、多くは単なる癖です。このお口ポカンを放置していると、甘いキャンディーやチョコレートが大好きな子どもたちはすぐむし歯を作ってしまいます。

また、口を開けていると、本来なら上顎にくっついているはずの舌が下がり、自然と下の前歯が押し出されていくことと、上顎が狭くなることで歯並びが悪くなる可能性があります。

子どもの口呼吸に気がついたら、早めに対策を講じて悪癖を直すようにしましょう。大人になるとこういう悪癖は直りにくく、弊害も大きくなります。

☑口呼吸のセルフチェック

二つ以上の項目を自覚している人は、口呼吸の可能性が高いといえます。

- □ 気がつくと口を開けている。
- □ 口の中が渇きがち。
- □ 唇がカサカサしている。
- □ 口臭が気になる。
- □ 朝起きると口の中がネバネバしている。
- □ 朝起きたときに喉が渇いている。
- □ 音を立ててものを食べる。
- □ 寝ているときにいびきをかく。
- □ 鼻づまり、花粉症がある。
- □ 鼻呼吸すると息苦しい。
- □ 風邪をひきやすい。

わが子を観察「口呼吸診断法」と対策

子どもの口呼吸はむし歯のリスクを高くしてしまうので、早めに気づいて直してあげましょう。そのためには、お子さんが口呼吸をしているかどうかをよく観察することが大切です。そして早めに予防と改善対策を進めましょう。

たまに子どもの口が臭うことがありますが、ほとんどの場合、口呼吸で口の中に雑菌が繁殖していることが原因です。もしお子さんの口臭が気になったら、口呼吸を疑ってみてください。ほかには、夜寝ている状態を観察して、お口ポカンで寝ていたら口呼吸をしている証拠です。普段の様子を見ても、気がつくと口が開いている子や、鼻炎でいつも鼻が詰まっている子は口呼吸になりやすいです。

寝ているときいびきをかいている子、唇がいつも乾燥してカサカサになっている子も、口呼吸の可能性が高いといえます。口呼吸が癖になっていると、空気を通りやすくするため、本来は上顎の口蓋に沿わせているはずの舌の定位置が、下顎の奥のほうになります。その状態で寝ると、空気の通りが悪くなるためいびきをかきます。いびきをかくと熟睡できなくなり、睡眠不足からイライラや集中力の欠如、注意力散漫、怒りっぽくなるなど精神的に不安定になるという悪循環を辿るのです。

体や脳の成長にかかわる成長ホルモンは、深く眠ることで多く分泌されますので睡眠が浅いと損をします。よく眠れるようにするためにも口呼吸は直してあげましょう。子どもの口呼吸に気づくのも大切な親の役目の一つです。

口呼吸が癖になっている子は、何かに夢中になっているとき口を開けています。テレビを見ているとき、本を読んでいるときなど。もし口呼吸の傾向がみられたら、すぐに対策を実践してください。

口呼吸の対策はそう難しくありません。起きているときは意識して口を閉じるように、シュガーレスガムを口に入れてあげます。これで自然に口を閉じることになりますし、しっかり噛む訓練ができるので口を閉じる筋肉が鍛えられます。

もちろん、鼻や喉の病気はきちんと治療しておいてください。子どもの口呼吸には、扁桃腺やアデノイドの肥大やアレルギー性鼻炎など鼻の病気を原因とすることが意外に多いので、見逃さないようにしてください。

また、寝るときにサージカルテープなどを唇に貼って閉じるようにするのも効果が高いようです。セロテープや絆創膏など粘着力の高いテープは、唇の皮をはいでしまう可能性があるので使いません。もし小さいお子さんで、口にテープを貼られるのを嫌がるようなら、眠ったあとに貼ってあげるとよいでしょう。この状態に慣れてくると、口呼吸するのがだんだん窮屈になり、睡眠中でも自然と鼻呼吸ができるようになります。

口呼吸対策

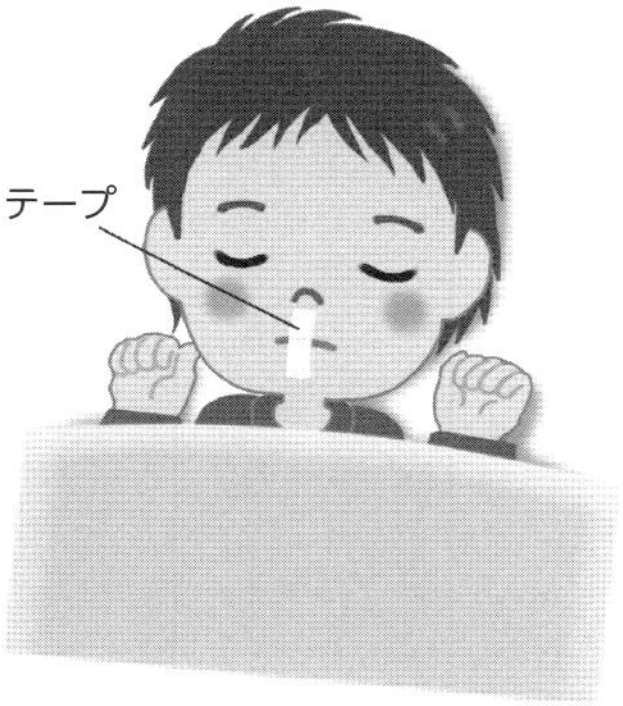

口呼吸対策は、シュガーレスガムを噛んで口周りの筋肉を鍛えることや、普段から鼻で呼吸するよう心がけることが大切です。
子どもの場合は鼻の病気がないか調べて、問題なければ寝ているときに口にテープ（サージカルテープなど）を貼って、鼻呼吸の癖をつけさせましょう。
テープ療法は大人にも有効です。

子どものむし歯は親の責任

仕上げみがきの必要性とコツ

むし歯は子どもが最もかかりやすい歯科疾患です。しかし、これは確実に予防できる疾患なので、もしむし歯にしてしまったら親の責任と考えましょう。子どものむし歯予防として昔から言われているのが歯みがきでした。子どもにみがき方を教え、一人でみがけるようになったら、そのあとで親が行う仕上げみがきの重要性も強く訴えられてきました。

古い考え方に固執している歯科医師ほど、子どものむし歯予防と歯みがきをセットでとらえがちです。しかし、私がずっと言っているように歯面をみがく歯みがきには、ほとんどむし歯予防の効果はありません。

では、この歯みがきは何のためかというと、歯周病予防なのです。歯みがきでは歯の間に入り込んだ食片やプラークを除去することはできません。それより、辺縁歯肉（歯と歯肉の境目に沿い、歯とくっついていない歯肉の縁部分）をマッサージして血行を促進することで、局所の免疫力アップにつなげ、歯周病を予防する効果が期待されるものです。

こんなことを言うとほかの歯医者さんには怒られてしまいそうですが、つまり、子どもの場合は歯肉炎でもない限り、歯みがきも仕上げみがきもその必要性は非常に乏しいと言わざるを得ません。

子どものむし歯を予防したいなら、朝食のあとは歯みがきよりシュガーレスガムを噛みながら、学校の準備をさせたほうが時間も有効利用できます。また、歯の裂溝（かみ合わせる表面の複雑な溝部分）に残った食べかすをガムに付着させて除去し、唾液を出して酸性化した口の中を中和させるなどで、むし歯予防効果が期待できるのです。

歯みがきが最も重要になるのは、夜寝る前です。子どもに正しい歯みがきをさせ、まずは口の中を清潔に保つ習慣作りをします。同時に、親が子どもの口の中や歯列の状態、萌出や生え変わりなどをチェックすることで親子のコミュニケーションにつなげることができます。歯をチェックするという意味では、仕上げみがきをしてあげるのもよいでしょう。

むし歯の穴があるが治療の緊急性が低い場合や、もしくは私がすすめている「初期むし歯で治療をせず飲食習慣の改善で進行を止めている」場合などは、ガムや歯ブラシによる食べかすとプラークのかき出しを寝る前に行うのはとくに有効です。

しかし仕上げみがきよりも大切なのがフロスです。むしろ、みがくのを忘れてもフロスだけは必ず、毎晩行ってください。まずフロスで全部の歯と歯の間を清掃し、そのあとで余力があったら歯ブラシを使えばよいのです。

仕上げみがき（歯ブラシを使った歯肉マッサージ）のポイント

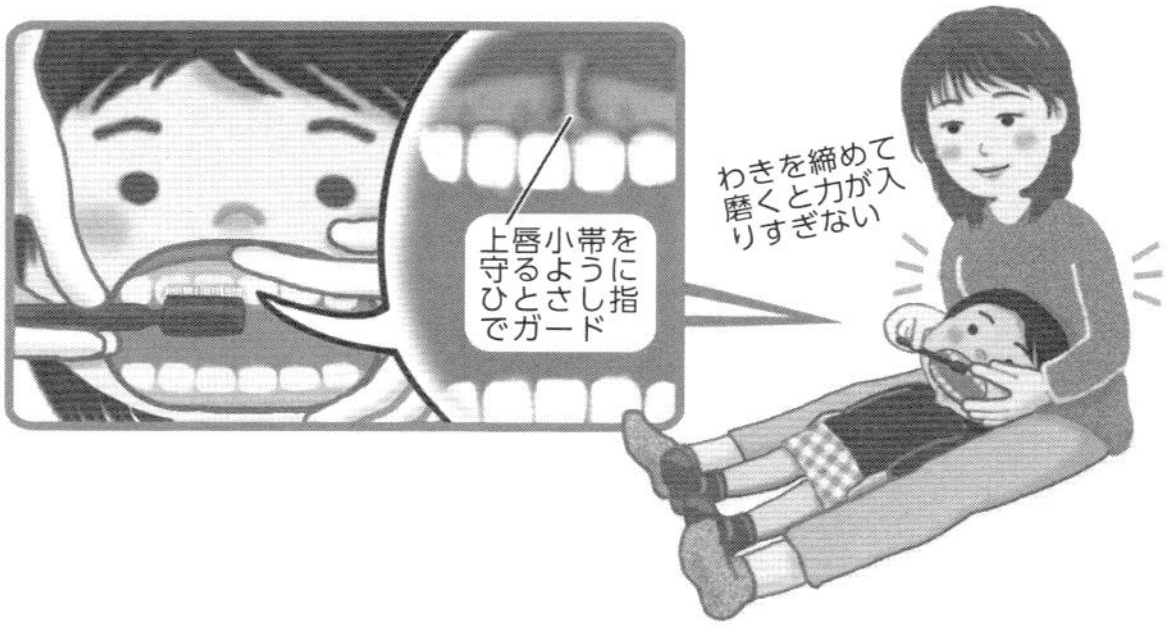
上唇小帯を
守るように
ひとさし指
でガード
わきを締めて
磨くと力が入
りすぎない

①開始時期
生後６カ月頃、前歯が生え始めた時期から行うとよいでしょう。歯ブラシを口に入れる練習、そしてフロスで簡単なところから始めてください。

②体勢
上顎が見えやすくなるよう、床にそのまま寝かせます。嫌だったらいつでも動けるようにしてやると安心します。

③当て方・動かし方
力はまったく入れず、前歯は上唇裏のすじ部分に触れないよう唇を少し持ち上げてガードし、歯と歯肉の境を中心にそっとみがきます。奥歯は歯ブラシを奥から手前に動かします。みがきながら歌を歌う、数を数える、話しかけるなどすると子どもが飽きずに、よいコミュニケーションになります。

④マッサージのコツ
歯ブラシは指先２～３本で、子どもが急に動いたとき飛んでいってしまう程度の弱い力で柄の先を軽くもち、歯ブラシの重さだけで歯肉マッサージするのが嫌がられるのを回避するコツです。使わない指をそばの歯や頬にそっと当ててブレないようにすること。フロスは糸ノコを引くように５mm ほど前後に動かすと、隣接面の汚れがスルリと落ちます。

デンタルフロスと歯間ブラシはどっちがいい？

歯と歯の間にたまりやすい食べかすやプラークは、歯周病やむし歯の原因になるので、しっかり除去することが大切です。私は歯みがきでむし歯予防はできないと考えていますが、食べかすを残すとそこにむし歯菌が増殖して酸を産生して歯を溶かす、つまりむし歯を作ってしまいますので、食べかすの除去は丁寧に行うようにしてください。

そのためには、デンタルフロスや歯間ブラシを効果的に使うのがおすすめです。

フロスはナイロンなどでできた細い糸状のものですので、歯ブラシの入らない歯と歯の接触ポイントの清掃に用います。歯間ブラシが入らないところにも入るので、丁寧な清掃ができます。

たとえば、歯と歯がぴったりくっついている場合、歯間ブラシは入りませんがフロスなら通ります。この歯と歯の接触部分にたまる歯垢は、雑菌が繁殖しやすくむし歯や歯周病の原因になりますので、しっかり除去してください。

フロスは糸をくるくる指に巻き付けて使うタイプと、糸ようじといってY字型ホルダーに短いフロスがついているタイプがあります。いずれも歯と歯の間に差し込んで、根元から前後に動かしながら歯垢などをかき出していきます。

フロスを使うと歯肉に当たって血が出るのでイヤだという人がいますが、そういう人はすでに歯周病が疑われます。健康な歯肉を保っている人は、フロスを使っても出血はしません。もしも出血が続くようでしたら、すぐに受診して歯周病検査を受けてください。

また、フロスは歯肉が刺激されて血行促進につながるので、免疫力も上がりむし歯や歯周病予防ができます。歯間ブラシでも同じような効果が得られます。

歯間ブラシは歯と歯の間や、歯と歯肉の間で歯ブラシの毛先が届きにくいすき間を清掃することと、歯間歯肉のマッサージのために用います。ブリッジやかぶせ物の連結固定の下のほう、一番奥の歯の外側の部分、抜けている歯の間など、歯ブラシやフロスで清掃しづらいところを重点的にブラッシングしてください。

ブラシを挿入したら前後に4～5回動かしてみがけばOKです。使用後は軽く水洗いして乾かせば、何度でも使えます。目安は10～15日くらいで新しい歯間ブラシと交換すればよいでしょう。ブラシには4SからLLまでサイズがありますので、専門家に歯肉の状態やすき間に合わせてサイズを選んでもらったほうが効果的です。

フロスと歯間ブラシはどちらがいいのかとよく聞かれますが、どちらも歯ブラシで取れない食べかすや歯垢を除去するもので、それぞれ守備範囲が異なります。基本的にフロスは接触部分のむし歯予防で、歯間ブラシは歯周病予防になります。歯周病がある人は、歯間ブラシとフロスを上手に使いこなせば両方の予防につながるでしょう。

歯間ブラシ・デンタルフロスの使い方

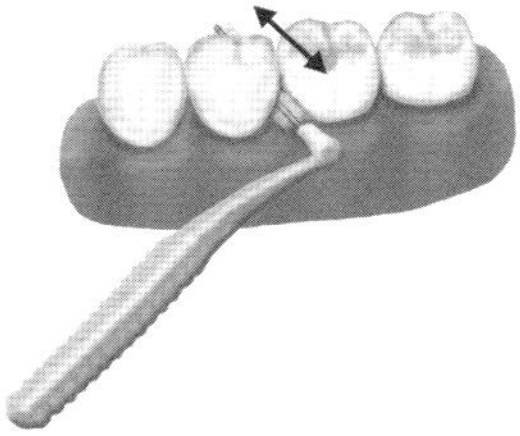

歯間ブラシの使い方
歯と歯の間にそっと挿入し、歯肉を傷つけないよう前後に４～５回動かす。

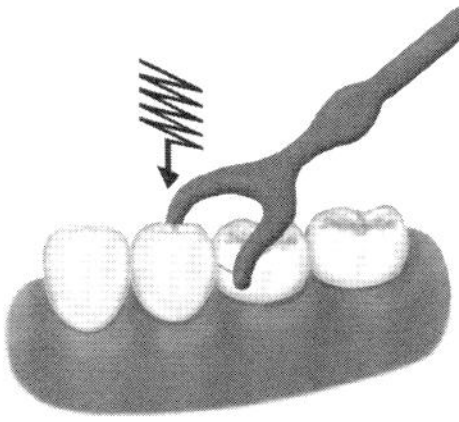

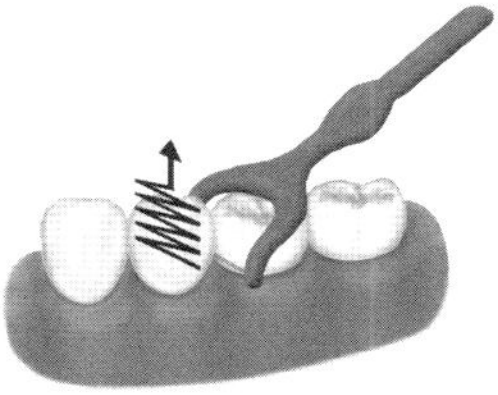

デンタルフロスの使い方

①糸のこを引くように、歯と歯の接触点・隣接点のきついところを通過させる。

②するとストンと抜ける。また、戻すときも同様に糸のこを引くようにしながら、きついところを通って上に外す。

シーラント予防法

永久歯である奥歯の噛む面の溝は、裂溝と呼ばれ細くて複雑な形状をしているため、歯ブラシの先が届きにくいので歯みがきでは汚れを取りきることができません。生え始めたばかりの奥歯はまだ歯表面が軟らかく、むし歯菌が出す酸によってむし歯になりやすいのです。

こうしたリスクを避けるために生まれたのが、シーラントというむし歯予防法です。シーラントはむし歯になりやすい部分にレジンというプラスチックに似た樹脂を埋めて、保護するという治療法です。

シーラントに適した年齢と部位は、4〜5歳の乳歯、6歳頃の生えたての永久歯の臼歯(奥歯)、7〜8歳の生えたての永久歯で前歯の裏、9歳以降の永久歯の臼歯となります。

乳歯はどうせ抜けるのだから、むし歯治療は必要ないと考える保護者がたまにいますが、大きな間違いです。乳歯のむし歯を放置して歯の根まで膿んでしまうと、新しく生えてくる永久歯にその菌が感染します。むし歯に感染して生えてきた永久歯は、健康な歯よりむし歯のリスクが高くなりますので、乳歯でもきちんと予防することをおすすめします。

基本的にシーラント処置は奥歯のかみ合わせの部分ですが、前歯の裏のくぼみも汚れがたまりやすく、歯ブラシで除去しにくい部分でむし歯になりやすいため、シーラントをしておくとよいでしょう。ただし、シーラントを行ったから完璧にむし歯予防ができるとは限りません。安心しきって日ごろのケアを怠っていると、むし歯のリスクが高くなりますので気をつけてください。

シーラントは歯の溝部分に薄くのばして接着しますので、強く噛んだり、歯ぎしりをしたりすると取れてしまうことがあります。その際は、再度処置すれば大丈夫です。

また、歯の溝部分のむし歯予防には効果がありますが、歯と歯の間、歯と歯肉の境目のむし歯は予防できませんので、これらの部分はフロスやシュガーレスガムで、むし歯菌のエサとなる食べかすをきれいに除去することが大切です。

近頃はシーラントにフッ素化合物が含まれたものもありますので、むし歯菌を寄せつけないうえ、フッ素で歯を強くするという二重の効果が期待できます。保険適用の治療ですので、1本400〜600円程度で費用の負担は少ないといえます。しかし、塗布するのに1本15〜20分ほどかかりますし、溝の形状が複雑な場合はさらに時間がかかりますので、小さいお子さんだと飽きてきて嫌がることもあります。

また何度も言いますが、処置しても完全にむし歯予防ができるわけではありません。毎日の飲食習慣を整え、フロスなどで食べかすを取るなどのケアは怠らないようにして親子でむし歯予防をすすめていきましょう。

シーラント施術

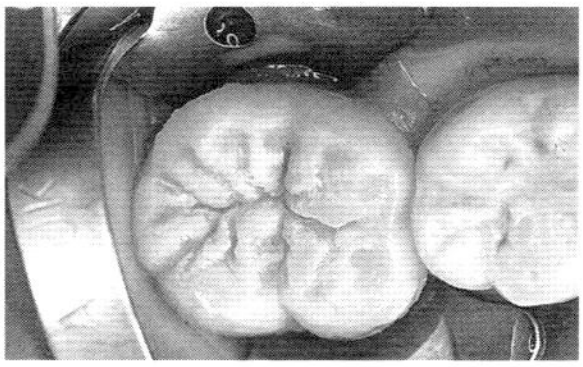

術前
裂溝（奥歯の溝）にシーラントを施すことでむし歯を予防する

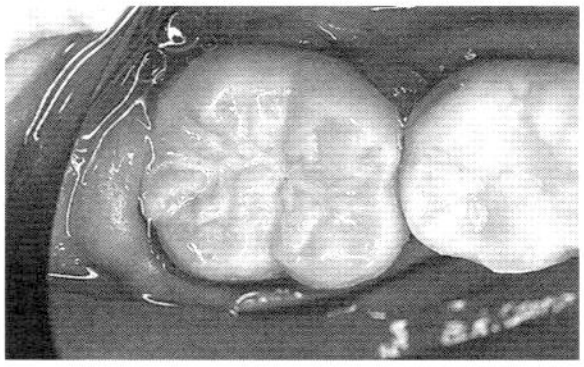

術後
溝にシーラント材を塗布したところ

施術の流れ

1 歯をきれいにし、水分を取り除く
施術前に、歯の汚れ、水分をきれいに取り除く。

2 前処置
シーラントが歯にしっかりと接着するように、薬剤を塗布。
1度洗い流したあと、患部を完全に乾かす。

3 シーラント剤を塗る
薬を塗布し、ペースト状のシーラントを歯の溝に流し込む。

4 シーラント剤を固める
専用の光を当て固める。固まっているかのチェックをし完成。

コラム⑦　親知らず、取るか残すか

10代後半から20代にかけて生えてくる親知らずについて、抜いたほうがいいかどうか、患者さんの相談をよく受けるのですが、基本的には問題なければそのままでもかまわないでしょう。

しかし、横向きや斜めに生えたり、かみ合わせを悪くしたりする場合も少なくないのが親知らずです。そういう場合は、ほかの歯や周りの歯肉や骨に悪影響を与えるので抜歯したほうがよいでしょう。

また、一番奥に生えてくる歯なのでケアが難しく、むし歯や歯周病にかかると治療も困難で進行しやすいというデメリットが大きい歯ともいえます。

旅行中に突然、痛みが出たとか、妊娠中に問題が大きくなったとき、すぐに処置ができないこともあります。もしくは仕事が多忙でどうしても受診できず、抜きたくても抜けないというケースもあります。親知らずにはこういうリスクもあるので、いずれ問題になりそうな生え方をしていたり、むし歯や歯周病にかかっている場合は早めに処置をしたほうがいいかもしれません。

たとえば親知らずの手前の歯のうしろがむし歯になるとか、周囲の歯肉が腫れて手前の歯のケアがしづらい、親知らずの歯槽骨が溶けて手前の歯を支える骨まで溶けそうなど周囲の組織、とくに手前の大事な第2大臼歯を失いやすくするくらいなら、抜歯しておいたほうがよいと思われます。とくに、真横を向いて生えてしまう「水平半埋伏智歯」という親知らずはケアもしづらいうえ、噛むためにはほとんど役に立っていないので、むしろ抜歯することをおすすめします。

私自身は、24歳のとき、卒業間際に後輩の実験台として水平半埋伏智歯を抜いてもらいました。

親知らずは縄文人のようにきれいに生えて、問題のないかみ合わせなら抜歯することはありません。しかし、周囲の組織に迷惑をかけ、いつ痛みの症状が出るかわからないという時限爆弾状態のものはあらかじめ、除去したほうがよいのです。

痛みが出てから抜くと麻酔が効きにくいことがありますので、体へ負担が大きくなります。また、抜歯の術後はしばらく傷が腫れたり膿んだりすることがありますが、より若いほうが治りも早いといえます。とくに女性は妊娠中に症状が出ると、レントゲンや麻酔、鎮痛剤などを受け入れにくくなりますので、将来、妊娠の可能性がある方は事前に抜歯することも選択肢に入れておいてください。

第6章　超高齢者の口からの病気予防

認知症と歯科疾患

軽い負担で機能を活性化

超高齢社会が進む中、シニア世代の介護問題に多くの人が悩まされています。私自身もできれば自分の介護で家族が苦しむことのないよう、心身ともに健康を維持していきたいと思っています。

高齢者がいかに生きるかを考えるとき、できる限り心身が衰えるのを遅くするか、ストップさせるのかが目標になります。そのためには体の機能を甘やかさないことが重要です。人間の体には、使わない機能を衰えさせる「廃用症候群」という仕組みがあります。たとえば骨折をして長いことギプスで固めていると、骨が完治したあとギプスを外しても関節がガチガチに硬くなり動かせなくなります。リハビリはそのためにあるのですが、これも一種の廃用症候群で、動かさなかった関節や筋肉の機能が低くなってしまう状態を指します。同じことで歩かない人は足の筋肉が収縮してますます歩けなくなりますし、頭を使わないでいると脳が萎縮してますますぼんやりし、認知症のリスクが高まるというわけです。

足をけがして入院した高齢者があっという間に認知症に陥り、そのまま介護施設行きになるという話は意外と多いものです。人は動かず、至れり尽くせりで暮らしていると、残された能力がどんどん衰退してしまいます。これを避けるためには甘えず怠けず、軽い負担を与えてそれに挑戦することが重要なのです。

山口県に「夢のみずうみ村」という介護施設があります。ここはバリアフリーにせず、階段や段差のある施設で、あえて軽い負担を与える生活で体の機能を活性化しようという試みをしています。料理を運ぶなど自分でできることは自分でやってもらい、趣味の教室では技術をもつ利用者が、ほかの利用者を指導するなど、普通の暮らしの中で自然なリハビリになることがたくさんあり、それが功を奏しているのです。

同じ意味で、たとえば軟らかいものや流動食などを噛まずに食べていると、顎の筋肉は減っていき、衰弱してますます噛めなくなります。顎を動かさなくなると、十分な栄養もとりづらく、また脳への刺激が減って認知症のリスクが高まるという悪循環が待っています。命の入り口である「口」はそれほど重要で、全身とかかわる機能につながっているのです。

歯の健康を守り、しっかり噛んで食べることは、体の健康と長生きを現実化する秘訣といってもいいでしょう。

噛む能力と認知症の関係①

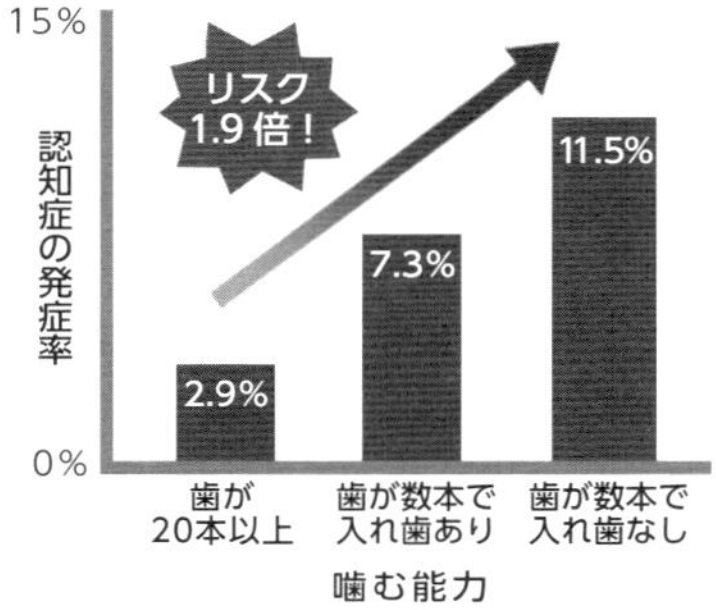

参考：平成 22 年　厚生労働科学研究（神奈川歯科大学）

愛知県の 65 歳以上の健常者を対象に、認知症認定を受けたか否かを 4 年間にわたり追跡調査。

歯が 20 本以上残っている人に比べ、歯が数本で入れ歯なしの人の認知症発症リスクは 1.9 倍になる。

※ 150 ページ、151 ページの両調査結果は、認知症発症に関する要因（年齢、所得、Body Mass Index（肥満度を測定する指数）、治療中の疾患の有無、飲酒、運動、物忘れの自覚の有無など）を取り除いたうえでのものである。

噛む能力と認知症の関係②

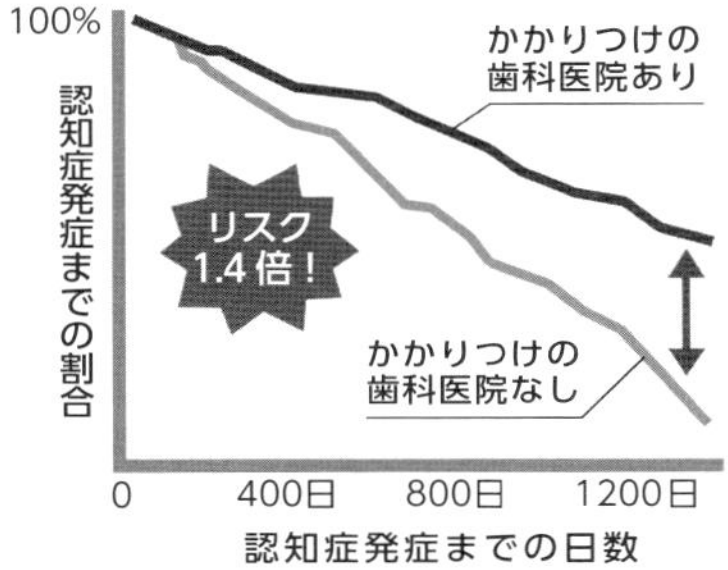

参考：平成22年　厚生労働科学研究（神奈川歯科大学）

150ページと同様にかかりつけの歯科医院の有無と認知症が発症するまでの日数を調査。

かかりつけの歯科医院がある人に比べ、かかりつけの歯科医院がない人は認知症の発症リスクが1.4倍になる。
残存歯が少なくなり、噛む能力が低下するほど認知症のリスクは高まる。魚の骨は取らない、皮はなるべくつけたままといった日本の伝統食を工夫しながら食べることや、冷凍食品やインスタント食品といった加工食品をできるだけ控えるなどして、口や歯の機能を維持することが大切である。

シュガーレスガムで一石二鳥

高齢者施設では、口腔環境にまで配慮がいき届かず、劣悪な状態にしてしまうことがままあります。しかし、それではますます認知症などを悪化、進行させてしまうので、しっかりケアしていくことが望まれます。

たとえばむし歯予防は非常に困難だといわれています。流動食あり、お茶会やおやつの時間あり、飲料回数もコントロールはできません。しかし、これを放置するとむし歯で歯を失い、利用者の心身の状態が悪化することにもなりかねません。

またむし歯になっても、すでに認知症を発症している場合はケアを頑強に嫌がるケースがあり、きちんとした治療ができずに進行させてしまいがちです。こういう悪循環に陥るのが高齢者施設の歯の治療で、介護者を悩ませていることの一つといえます。

しかし、むし歯予防はさほど難しくはありません。本書でもずっと言い続けていることですが、むし歯予防に歯みがきは必要なく、それより食後に口の中が酸性化するのを早く戻し、中和させることが大切です。一般の大人なら間食を止めて1日の飲食回数を3回以下に徹底することで、口の中の酸性化を少数回に留めてむし歯のリスクを減らすことができます。

けれども、高齢者施設の利用者たちは、刺激も少ない生活の中でおやつやお茶会の時間を楽しみにしています。これを止めろというのは酷ですし、かえってストレスとなり心身の状態が不安定になることも予想されます。そこで私がすすめるのが、前述したシュガーレスガムを噛むということです。

もともと高齢者は口の中を浄化してくれる唾液が減るので、口腔環境が悪化してむし歯のリスクが高まるものです。そこでガムを噛めば唾液の分泌もよくなりますし、噛むという行為が脳への刺激になり認知症予防にもなります。唾液が増えれば口の中が早く中和されますし、食べかすの除去にもなり、十分なむし歯予防効果が得られます。

昨今では、ガムを噛むことにストレス解消やリラックス効果があり、脳の萎縮を防ぐこともわかってきました。そのため高齢者ほど、ガムを噛んで脳へ刺激をもたらすべきだという流れも出てきています。

また、ガム効果は若い人より年齢の高い人ほど明確で、脳の活性化が期待できるそうです。むし歯予防と認知症予防の二重の効果が得られる、「シュガーレスガム療法」は誰でも簡単にできます。入れ歯の場合でも、歯につきにくいガムを選べば大丈夫です。ぜひ今日から始めて、元気な長寿をめざしたいものです。

噛んだときの刺激の伝わり方

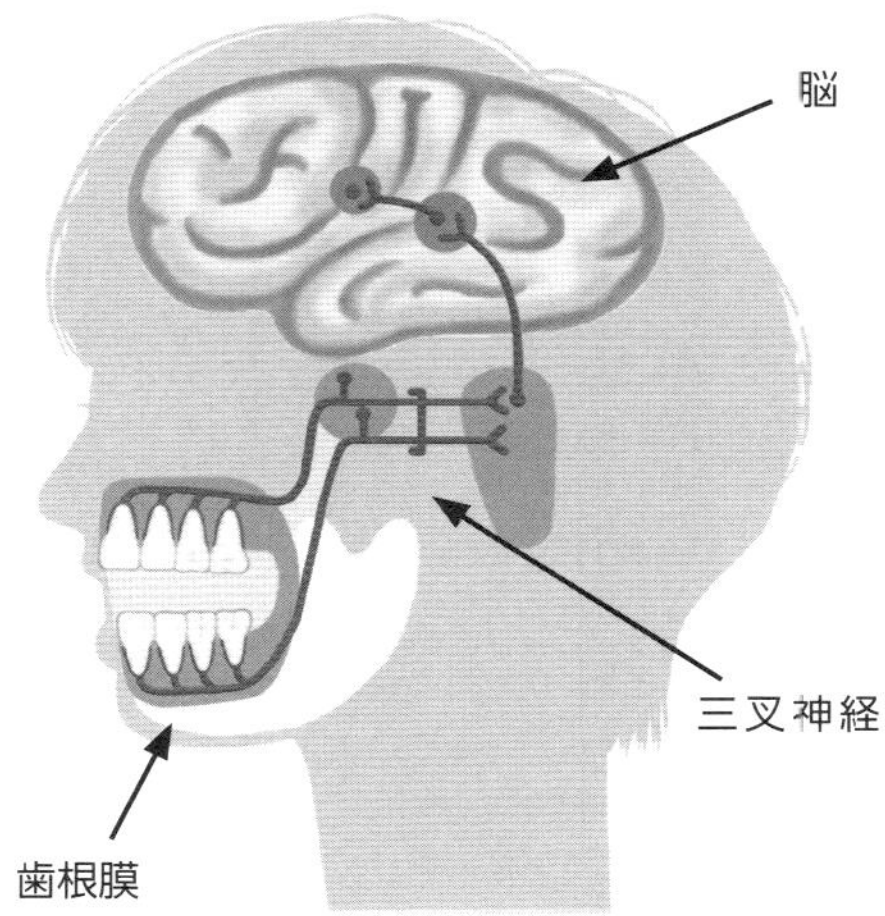

噛むことで歯根膜の血行が促進され、刺激が三叉神経を通って、脳へ伝わる。
脳へ刺激が伝わり活性化され、認知症の予防や改善が期待できる。
また、シュガーレスガムを噛むと口腔内は中和されるので、むし歯予防にもつながる。

入れ歯の正しい使い方

歯を失った高齢者がおいしく食事をするには、やはり入れ歯が重要になります。入れ歯は歯科医院で丁寧に調整してもらい、自分に合ったものが一番です。合わない入れ歯で食べるのは、かえってストレスとなりますからきちんと合わせるようにします。入れ歯は義足と同じです。最初から走ったり跳んだりできません。無理なく少しずつ負荷をかけて口腔機能のリハビリをしていくことが大切です。

食事

初めて入れ歯を使う人、新しく作った入れ歯を使うときは違和感があるものです。このような場合は軟らかいものから食べて、少しずつ慣れるようにするとよいでしょう。

夜、寝るとき

夜、寝るとき、入れ歯をどうするかよく患者さんから質問されますが、これはどちらでも問題ありません。はめたまま寝ても、外して寝てもかまわないということです。顎や歯肉を休ませるために、外して寝たほうがよいという人もいますが、つけたままのほうが落ち着くというのであれば無理に外す必要はありません。自分の好きなようにしたほうが安眠を得られて健康にもよいのです。ただし小さすぎる部分入れ歯などは、寝ている間にうっかり外れて、喉のほうに落ちることがありますので外したほうが無難かもしれません。

お手入れ

入れ歯は、食後に入れ歯専用ブラシを使って丁寧に洗います。歯みがき粉などは使用しないでください。また、入れ歯洗浄剤も毎日使う必要はありません。汚れが気になったときだけ、洗浄効果の高い洗浄剤を使用することをおすすめします。

会話

入れ歯の使い初めは、発音しづらく、しゃべりにくさを感じることがあるかもしれません。しばらく使っているとだんだん慣れてきますので、あまり気にせず話す練習をしていきましょう。新聞や本などを声に出して読む音読は脳の活性化にもなるといわれていますので、ぜひ試してみてください。しゃべっているとき、ぽろっと外れたりするのは合っていない入れ歯かもしれませんので、早めに歯科医院で調整してもらってください。

噛むとき

入れ歯を入れると痛むとか、硬いものが痛くて噛めない場合は、入れ歯が合っていないので歯科医院を受診して調整してもらう必要があります。たまに自己流で入れ歯を削ったりする人がいますが、これは絶対に避けてください。とくに大きな入れ歯は違和感なくぴったりと合わせるまでには、何回か調整する必要がありますので、遠慮なく受診してください。

ただし、つけ始めはいいが、つけ続けていると痛いという場合は、ＴＣＨや強い噛み癖などで歯や顎関節がオーバーワークになり、それが痛みをもたらしていると考えられます。この場合、噛み方を改善しない限り、何度入れ歯を調整してもまたすぐ不具合を起こし、前回と違う部分が当たって痛くなる、というのを繰り返します。まずは強い噛み方を直し、ＴＣＨを改善することも重要です。部分入れ歯が痛むときは、金具の近くで痛くない部分を探し、弱めの力で噛むとよいでしょう。

入れ歯安定剤

入れ歯が安定しないとき、よく市販の入れ歯安定剤を使う人がいますが、かみ合わせがおかしくなるとか、安定剤の成分で歯肉の組織が傷害されてやせてくることもあり、あまりおすすめできません。とくに水に溶けないゴムタイプのものはかみ合わせを乱しよくありませんので、受診して調整するまでの間だけどうしても必要だという場合のみ、粉末タイプのものを使用しましょう。クッションタイプの厚みのあるものを使わなければならないような人は、不適合義歯であることがほとんどなので、早めに調整してもらってください。

調整

総入れ歯は初めのうち、慣れないので食べにくさや、話しにくさを感じるものです。だんだん慣れてきますが、いつまでも違和感がある人は合っていない入れ歯ですので、受診して細かく調整してもらいましょう。噛むと痛い、噛みづらい、すぐ落ちるといった入れ歯を我慢して使う必要はありませんので、必ず相談してください。

入れ歯の悩み15

患者さんがよく言われる入れ歯の悩みをまとめました。

・唇や頬や舌をよく噛む

・前歯で噛むと入れ歯が外れる

・前歯しか噛んでいない、奥歯では噛めない

・食事をすると入れ歯が外れる

・食事中に食べものが入れ歯の裏に入ってしまう

・顎が曲がってしまった

・前歯が見えすぎる

・口の周りの皺が気になる

・入れ歯を入れているだけで歯ぐきが痛い

・噛んだとき、歯ぐきが痛い

・味がわからなく、食事がまずい

・入れ歯が大きすぎて違和感が消えない

・うまく話せない（とくにサ行ラ行）

・顎の関節が痛い

・入れ歯を入れていると、肩が凝る

口腔ケアの重要性

歯肉への刺激

高齢者が健康を維持して長生きするため、自分でできる日常のセルフケアというと、まず口腔機能を衰えさせないことといえるでしょう。訓練は簡単です。食事のとき、よく噛むこと。それだけで十分、口腔環境の浄化になることを覚えておいてください。

入れ歯でも入れ歯なしでも、時間をかけてもいいし弱い力でもいいので、とにかく「カムカム運動」を行うことです。たくさん噛んで食べることに、自分の生活能力のすべての力を注ぐようにしていきます。その際、軟らかくて食べやすいものだけを選んで食べるのではなく、やや硬かったり大きめだったりするものも含め、弱い力で回数多く噛んで食べるようにしましょう。

介護者はそこに注意して食事を用意することも大切ですし、共に暮らす家族ならただ作ってあげるだけではなく、一緒に買い物をして一緒に台所に立つこともおすすめです。家庭菜園を作り、自分たちで食べる野菜を自分たちで育てるのもよいでしょう。

そして時間をかけてもいいので、ゆっくりたくさん噛んで、食べることです。こういう一連の作業が脳を働かせて萎縮を防ぐと同時に、口の中の環境を改善して歯科疾患の予防になるのです。

噛む運動の次に、高齢者の口腔ケアで大事なのは歯肉マッサージです。歯みがきや指で行うマッサージで歯肉を刺激することが歯科疾患の予防になりますし、認知症予防や改善も期待できるといわれています。歯肉は刺激を待っています。刺激によって血流がよくなり免疫力が上がって、むし歯や歯周病の予防につながります。また、歯肉や頬をマッサージすると唾液が分泌されますので、殺菌効果や洗浄効果で口の中の浄化ができます。

高齢になると体の水分量が減り、唾液の分泌も少なくなります。また多くの高齢者は何らかの疾患を抱えていますので、治療薬の副作用で唾液の分泌量が減少したり、生活や体の不安によるストレス、噛む力が低下してあまり顎を動かさなくなることなど、複合的な理由で高齢者の口の中は乾燥しがちなのです。

すると食事もしづらくなり、殺菌効果が薄れてむし歯などになりやすくなります。こういう事態を防ぐためにも、歯肉を刺激して唾液がたくさん出るようにすることをおすすめします。歯肉マッサージは通常のブラッシングでもできますし、指を頬の内側に入れて上下にこする感じでマッサージするのも効果的です。

歯肉マッサージは、さまざまな効果が得られる歯科予防法です。シニア世代だけでなく、子どもも若い人も1日1回、すすんで行うと心身の健康も期待できます。

嚥下機能の低下予防

人は年齢を重ねると、皮膚がたるみ髪は白くなり、同時に筋肉も老化して足腰が弱ったりします。当然、頬や舌、喉の動きにかかわる筋肉も衰えますので、ものを飲み込みにくくなったり、飲食物が気管に入って咳き込んだりするようになるのです。

ものを飲み込む「嚥下機能」は、お年寄りにとっては健康を左右する大切な動作といえます。うまく飲み込めなくなると食事がおっくうになりますし、十分な栄養がとれず低栄養で疲労や内臓機能障害などの体調不良を起こすこともあります。さらに最も厄介なのが、飲食物が食道ではなく気管に入ってしまう誤嚥です。

誤嚥を起こしたとき、異物が肺に入ってしまうと誤嚥性肺炎を引き起こす場合があります。日本人の死亡原因の第3位が肺炎ですが、65歳以上の高齢者では第1位になり、そのほとんどが誤嚥性肺炎といわれています。飲食物も問題ですが、とくに口の中の細菌が肺に侵入することが原因となりやすいので、口腔ケアのいき届いていない方は発症のリスクが高くなります。

たとえば、寝ているときは口の中に繁殖した細菌を唾液と共に誤嚥しやすいので、ほかの病気で入院中だったのに誤嚥性肺炎で亡くなるという例は少なくありません。通常なら、ゴホゴホと咳が出て気管から異物を排除できますが、嚥下機能が衰えている高齢者の場合、しっかり出せずにそのまま肺に入ってしまうという経緯を辿るのです。

誤嚥性肺炎を予防するには、口の中に食べかすを残さないこと、マッサージなどで唾液を増やして口腔内を殺菌、浄化すること、入れ歯のお手入れをきちんとすることなどが有効です。高齢者施設で利用者の口腔ケアを徹底したところ、肺炎で亡くなるお年寄りが激減したというケースもありますので、口腔衛生と誤嚥性肺炎にはやはり大きなかかわりがあると考えられます。

喉の筋肉を衰えさせず、嚥下機能を強化するにはストレスのない程度でトレーニングすることをおすすめします。嚥下トレーニングは食事の前に行うと効果的です。

①リラックスしてイスに座り、ゆっくり深呼吸する。

②首をゆっくり左右に1回ずつ回す、次に左右の肩に1回ずつ倒し、左右1回ずつ回す。

③肩をゆっくり上げたあとストンと落とし、次に前後に回す。

④口を大きく開けたあと小さくすぼめ「いーうー」と発音しながら口を意識的に動かす。

⑤舌をべーっと思いきり出したまま、上下左右に動かす。曲げられる範囲でよい。

このほか、風船をふくらませる、吹き流しを吹く、口をすぼめてゆっくり深呼吸、またカラオケは嚥下と発声両方の強化ができるのでおすすめのトレーニングといえます。

☑嚥下機能低下のセルフチェック

一つでも該当する項目があったら、嚥下機能が低下しつつあります。早めにトレーニングを行い強化をめざしましょう。わざわざトレーニングを行うのがおっくうなら、本や新聞を声に出して読むだけでも効果はあります。また家族や友達と週１回のカラオケなどを楽しむのも、コミュニケーションも取れてよいリハビリになります。

□　食事していてむせることが増えた。
□　食事中、食後に咳が出る。
□　ふいにむせることがよくある。
□　食事のとき、お茶など飲みものがないと飲み込みにくい。
□　食べものが喉に詰まる感じがする。
□　食後、声がかれることがよくある。
□　食後、口の中に食べものが残りやすい。
□　硬いものが食べにくい。
□　口が渇きやすい。
□　食べこぼしが増えた。

歯の数と医療費のかかわり

私たち歯科医師は、歯の健康が心身の健康維持と深くかかわっていることを、日々の治療で実感しています。歯周病が糖尿病や高血圧を悪化させたり、心臓病や脳梗塞などの原因になったりすること、また口腔衛生が不十分な人ほど誤嚥性肺炎を起こしやすいことなど、明確な理由もいくつかあります。

日本歯科医師会が推進している「８０２０運動」は、80歳になっても自分の歯を20本以上残し、生涯自分の歯で食べようというもの。健康作りの一環としてまず口の健康を守ることから実践しようという取り組みです。

昨今、歯科の定期検診を受けている人と、生涯の医療費のかかわりについて実態調査が行われた結果が出ています。トヨタ関連部品健康保険組合（豊田市）と豊田加茂歯科医師会による共同調査で、定期検診を受けてきた人の場合、48歳までは受けていない人より一般平均医療費が年間2万円程度高くなるのですが、49歳になると逆転して平均を下回ります。さらに65歳を過ぎると、平均の総医療費35万円のところ、定期検診を受けている人は年間20万円以下でかなり低くなることが報告されているのです。

おそらく48歳までは、検診費用などにかかる医療費のせいでやや高くなり、49歳を超えると検診による早期治療などの効果が現れ、生活習慣病が増える65歳以上ではその傾向がはっきり現れてくるのでしょう。歯が悪いと食事が偏り、歯並びにも影響が出てきます。それが肩こりや糖尿病、骨粗鬆症などを招く結果となり、全身の健康状態に悪影響をおよぼすのでは、と分析されています。

また、２０１３年に香川県歯科医師会が行った「歯の健康と医療費に関する実態調査」によると、歯の残存数と医療費には大きなかかわりがあることがわかりました。歯が20本以上残っている人の年間医療費は約38万円ですが、０～４本しか残っていない人は約57万円もかかり、そこには19万円もの差が生じるのです。

細かく調べると、歯肉が健康な人に比べ、重度歯周病のある人は、糖尿病や虚血性心疾患、脳血管障害に関する医療費が１・４～２・３倍とかさんでいるというデータも出ています。こういう報告を見ていくと、やはり歯や口の健康は全身の健康にかかわっていることが再認識されます。

口腔衛生を保ち、むし歯や歯周病予防を徹底することは、健康で長生きという幸せの実現をめざすためにも重要で、そのためには歯科に対する正しい知識とその実践、また定期検診を忘れないことが大切です。

訪問歯科の実際とその効果

超高齢社会の日本で、増えてゆく要介護高齢者に対して口腔衛生をいかに保つかは、私たち歯科医師の大きな課題ともいえます。シニアの人々は年齢を重ねると共に歯科医院を訪れることが少なくなります。足腰に問題が生じたとか、出かけるのがおっくう、認知症などの発症、全身の病気などさまざまな理由があるようです。

しかし、高齢になるほど歯や口に関連する病気は増えてくるものです。高齢で歯がだめになり、顎の筋肉も弱って食べものをかみ砕く咀嚼能力や接触能力が落ちると、流動食傾向になっていきます。すると、ただでさえ唾液量が減っていくのに、噛む刺激がなくなるためますます口の中は乾燥し、浄化作用がうまく働かなくなります。

必然的に口腔内や義歯がプラークまみれになり、細菌が血管に侵入して生活習慣病を引き起こし、誤嚥性肺炎のリスクも高まるなど、健康寿命を縮めていくことになるのです。

そこで、できれば定期的に受診して歯や口の機能低下を防ぎたい、という目的の下、盛んになってきたのが「訪問歯科」という分野です。

しかし非常識な歯科医師と言われる私は、やはり訪問歯科というジャンルに疑問を呈したいのです。訪問歯科では携帯できる治療機材がありますので、プラーク除去や歯周病治療、むし歯治療、入れ歯の調節など、一般的な歯科治療が一応可能です。ただ、どうしても外来治療より、治療のクオリティは若干下がります。また、細かい機材や薬も揃えていないため急性症状への対応はどうしても困難になりがちです。

これらを了承したうえで、歯周病などの慢性疾患に対しては継続的治療を行ってもいいのですが、それでも対症療法にすぎません。原因除去療法を受けるのはまれだといわれますので、外科治療や補綴（製作や細かい調整）が必要な状態の人は、介護車両やタクシーを使ってでも外来受診するべきではないでしょうか。精度のより高い根本的な治療を受けた方が結果的に再発を抑えられ、歯を長持ちさせることが可能になるといえるからです。

訪問歯科で十分な治療ができるのは、総入れ歯の調整、歯周病の悪化を防ぐこと、そして食事に支障をきたすほど動揺が大きい歯の抜歯、この三つだと私は思っています。

また、手指にマヒがあり、セルフケアが困難な患者さんの家族に、仕上げみがきの技術を指導すること、独居の方の場合は毎日でもプロの手によるケアのために訪問することが大切ではないかとも考えています。

とくに歯周病やメンテナンスに関しては、まめに受けるほうがよりよく歯科疾患を予防できたというデータがあるほどですので、むしろ訪問歯科で頻繁に歯科チェックとプロクリーニングを受けることをおすすめします。

若さと健康を保つために

高齢者は体が不調に陥りやすく、つい体調のことばかり気にかけてしまいます。しかし、その口の中をみるとむし歯や歯周病、咬耗摩耗、入れ歯、インプラント、歯抜けのままなど十人十色で、しかも複合的な問題を抱えていることが少なくありません。

そのため、シニアの場合はこの方法さえやっていればとか、このケアにだけ注意すればいい、とするのは難しいといえます。しかし、介護状態またはそこに近づいているフレイル（虚弱）状態の方へは予防法が効果的で、全身の健康にもつながることがわかっています。

あるシニアのアンケートで、やっておけばよかった後悔第一位が「歯の定期検診を受けること」という報告があります。また、愛知県の介護関連施設で行ったアンケートで一番の楽しみを聞いたところ、いずれの施設も「食事」でした。

私の根本的な考え方は歯と生命活動は連動し、「生きることは食べること」です。口から食べ、胃腸で消化吸収するので、口腔機能が衰えることは命取りです。胃瘻や点滴で、持続的に半永久的に食事を奪われることは命の尊厳を奪われるに等しいのです。そこでシニアは、いかに口腔機能の衰えを遅らせ、最後まで機能させるかが課題となります。

フレイルの進行を抑えるには、口腔機能（歯・歯肉・舌・口唇など）をサボらせないことが大切です。つまり、「使う」ということです。人の機能はボチボチでも使い続ければ虚弱化を遅らせ、うまくいけば回復もできるのです。

リハビリのために入れ歯があり、歯を守るためにブラッシングによる歯肉マッサージがあり、残っている歯に負担をかけないようインプラントがあるのです。ガムをダラダラ噛むのもリハビリになるでしょう。若い頃に何気なく行っていた「使う」、とにかくこれを積極的に行うこと、これがシニアの方々に一番言いたいことです。

また、この世代の方にもう一つ言えることは、唾液です。とくに女性の場合、年齢とともに分泌量が顕著に減ります。唾液が激減すると、命の半分はなくなったも同然です。摂食障害激増、むし歯と歯周病のリスク激増、入れ歯の安定激減、誤嚥性肺炎リスク激増などなど。

この唾液分泌の減少をいかにくい止めるかが、長生きの最大のポイントといえます。そのためにおすすめしたいのが、唾液腺を使うことです。咀嚼、歌、しゃべるなどの日常基本動作と、ガム、舌回し運動などのリハビリ運動を楽しく続けるとよいでしょう。ちなみによくある唾液腺マッサージは一過性で効果は薄いようです。

コラム⑧　歯にいい？　カルシウムのサプリメント

歯の弱いことを何とかするため、歯にいいからといってカルシウム多めの食品やサプリメントを積極的にとる人がいます。しかし、歯胚（歯の元となる細胞）の形成は乳幼児期にできていますので、大人になってあわててもどうしようもないというのが事実です。

生えてきた歯は、酸で溶けてしまったミネラルを、唾液中のミネラルで補給します。唾液は、唾液腺の細胞に取り込まれた血液の成分が、さまざまな物質を加えて作られます。血中のミネラルは骨から作られますが、そのうち血中カルシウムは全身のカルシウム量の1％以下です。もともと骨に蓄えられているカルシウムのうち微々たる量なので、いくらカルシウムを摂取しても歯にはまったくといっていいほど影響がありません。

まして自然界にないサプリメントでとっても、ほとんど排出されてしまうのです。また、骨粗鬆症の薬を飲んでいる場合、骨を溶かす破骨細胞の働きを悪くし、その影響で新しく骨を作る骨芽細胞の働きを悪くするため、歯周病予防を阻害する可能性が高くなります。だからといって勝手に薬を止めると、健康上の問題が生じることもありますので、本当に薬を飲み続ける必要があるかどうかはきちんと主治医に相談してください。いずれも、服薬治療中の人は食事内容はもちろん、サプリメントについてもきちんと相談したうえで飲むかどうか決めたほうがよいでしょう。

コラム⑨　介護支援専門員の資格

歯科医師という職を得て、長年地域の人々を診ていると、高齢者の方々の健康について感じることが多々あります。介護を必要とするお年寄りは、ＡＤＬ（日常生活動作能力）が著しく低下していきます。歩行や食事、着替え、入浴、排泄などが一人では難しくなり、やがて買い物や家事全般、金銭管理も任せられなくなるといった具合です。

ＡＤＬは身体機能や認知機能、社会環境、精神状態の四つが関係し合っていますので、このうち、一つでも機能低下が起こるとＡＤＬも下がります。ＡＤＬの低下は結果的に健康にも影響しますので、できる限り維持することが大切です。

私は高齢の患者さんをきちんと診たいという気持ちで、３年前に介護支援専門員の資格を取りました。実務研修を受ける中で今ある能力を衰えさせず、失った機能をいかに回復させるかは、本人がしっかり認識し、行動に移すことが最も効果的だと実感しました。

口腔衛生も自分で維持しようという気持ちをもつことが大事です。そのために、いかに口や歯の健康と全身がかかわっているかを理解してもらい、できることから実行してもらってＡＤＬを上げ、よりよい生活に導くかを日々、念頭においています。私の生涯目標は、少し大げさかもしれませんが、『かかわった人すべてを元気なままで逝かせる』ことです。

コラム⑩　噛める歯がなくなると……

「歯がなくなると一気に老ける」といわれますが、それは何も見た目に限ったことではありません。歯がなくなると、実際に脳や全身の老化が早まります。

歯がなくなると、まずかみ合わせのバランスが崩れ、噛む力が弱くなります。噛む筋肉は口の周りだけでなく、首から背中にわたって12種類もあります。閉口筋の咬筋、側頭筋、外側翼突筋（上頭）、内側翼突筋、開口筋である顎舌骨筋、オトガイ舌骨筋、顎二腹筋、外側翼突筋（下頭）これに舌骨下筋群（開口運動のときに舌骨を引っ張ってロックし、開口筋である舌骨上筋群が下顎骨を引くのを補助する）の胸骨甲状筋、甲状舌骨筋、肩甲舌骨筋、胸骨舌骨筋の四つを加え12種類ということです。

筋肉は連携して動くことで強く働き、しっかり噛むと、大腿やふくらはぎの筋肉も活性化されることが確認されています。逆に、噛む力が弱くなると全身の筋力も低下し、体の老化を加速させます。

また、歯がなくなると、噛む力が弱くなることで血液の循環も悪くなり、脳への刺激も少なくなります。刺激が少なくなれば活動する脳細胞の数も減少し、脳の老化は加速します。そのため歯の喪失は、認知症の危険因子としても認識されています。

このようなことから、全身と脳のアンチエイジングには、若いうちから十分な咀嚼機能と口腔機能を保つことがとても大事だということがわかります。つまり、歯がなくなった場合は、放っておかずに治療をする必要があるわけです。なくなった歯を補う方法もさまざまで、それぞれ口腔機能つまり噛む力には違いが出てきます。

たとえば、治療法の一つに挙げられる「入れ歯」はとても有効な手段で、装着した場合の咬合力は歯がないときの約１・24倍になります。しかし、これは本来の咬合力（天然歯の咬合力）のおよそ半分にすぎません。これに対して「インプラント」の場合の咬合力は、歯がないときの約１・89倍になります。つまり咬合力に関していえば、入れ歯よりもインプラント補綴のほうが有効というわけです。しかし、これらの数値はあくまでも平均値ですので、治療成果には個別性が大きくあることを知っておいてください。

また、残っている大切な歯の負担を増やさない、つまり、これ以上歯を失わせない方法としてもインプラントは最も有効な治療法の一つといえます。

かかりつけの歯科で相談しながら、ご自身にとって一番よい口腔状態を長く保てるようにし、脳と全身の健康も維持していきましょう。

おわりに　歯と歯医者とのかかわり

世の中には当たり前と思っていたことが、実は違っていたとか、これまで正しいとされていたことが間違いだったということが往々にしてあります。歯科界も同じで、これまで常識だった「むし歯予防には歯みがき」が実は効果のないことだとか、「3・3・3運動」がまったく無意味だということがわかってきました。

この考え方はまだ新しいため、受け入れられない歯科医師も案外いて、そういう主治医をもった患者さんを気の毒だなぁと思っていました。私は早くからむし歯予防の効果的な方法に着目し、患者さんに訴えてきました。食後にガムを噛むことをすすめるなど、歯科医師としてはめずらしい予防法で、それこそ地元では「非常識な歯科医師」として知られているほどです。でも、この予防法は本当に歯を守るための得策であり、多くの人に実践してもらいたいと思っています。

歯に関する独自の考えを知ってもらいたく、ブログを立ち上げて書いてきました。多くの方が私の発言にときには驚き、ときには納得してくれるのを楽しみにしながら書いてきましたので、そろそろこれを読みやすくまとめて皆さんにお届けしたいと思い、本書を仕上げた次第です。

歯は生きていくうえでとても重要な体の一部です。そして、最もトラブルを起こしやすい部分で、ぞんざいに扱うと全身病にもかかわってくる厄介な組織でもあります。歯を守ることは自分の健康を守り、長寿に導く秘訣ともいえます。

それだけにさまざまな方法論が出回り、患者さんがいちいち振り回されて右往左往することも少なくありません。

「一生自分の歯で食べて、健康を維持したい」と考えるのであれば、あちこちに出回っている噂に振り回されることなく、正しい情報をとらえることが大切です。本当に信頼できる主治医を見つけ、正しい治療を選択すること。そして、自分でできる限りのケアを行うことを心がけてほしいと思います。

もちろん無理はいけません。無理をしても継続できませんので、必要不可欠なケアをしっかり指導してもらい、守るようにしましょう。歯を守ることで、みなさんの心身の健康を守れるなら、歯科医師としてこれ以上の幸せはありません。

本書に書かれている内容は、この非常識な歯科医師の心の叫びだと思って、どうかよく理解し、実践してみてください。きっと後悔はしませんよ。

非常識な歯科医師・大名幸一

大名幸一　OHMYO Koichi

歯科医師。国立岡山大学歯学部卒。2002年広島県三原市で大名歯科を開設 院長就任。2011年医療法人クワトロサンテ理事長就任。歯科技工士免許・介護支援専門員（ケアマネージャー）資格を持つ。日本歯科医師会・日本口腔インプラント学会・日本補綴歯科学会・日本温泉気候物理医学会所属。

自分の歯を守る最新予防メソッド

一生噛める歯 元気な歯

2018 年 2 月 28 日　初版第 1 刷発行

著者　**大名幸一**
発行人　**阿部秀一**
発行所　**阿部出版株式会社**
〒 153-0051
東京都目黒区上目黒 4-30-12
TEL ：03-3715-2036
FAX：03-3719-2331
http://www.abepublishing.co.jp
印刷・製本　**アベイズム株式会社**

ISBN978-4-87242-661-8　C0047